Let's ask a doctor mental health

心のお医者さん に聞いてみよう

対人関係・社会リズム療法でラクになる「双極性障害」の本

治療の基本と自分でできる対処法

精神科医・メンタルクリニック エルデ院長
坂本誠 監修

大和出版

はじめに

双極性障害は、自分の意思とは関係なく気分が上下する病気です。うつ状態はなかなか治りにくく、逆に気分が上がる躁状態になると言動に歯止めがかからず、人間関係がはたんしたり、自己破産に追い込まれたりします。

病気への自覚をもちづらく、症状を制御できないため、本人も周囲も病気にふりまわされるつらさがあります。

治療は薬物療法が主流ですが、本書でご紹介する「対人関係・社会リズム療法（IPSRT）」を併用すると効果が高いことが実証されています。

対人関係・社会リズム療法は、症状と対人関係の影響に焦点を当てた実践的な「対人関係療法」と、双極性障害により乱れがちな社会リズムを整え、気分を安定させる「社会リズム療法」をくみ合わせたものです。治療終了後も自分で継続し、効果を持続させることができます。

双極性障害では、病気のために人との縁が切れて孤立したり、自殺を試みたりするケースも少なくありません。対人関係・社会リズム療法は、気分を安定させて対人関係を良好に保つのに役立ち、孤立を防ぐ効果もあると期待されます。

本書により、双極性障害に悩むご本人とご家族が、穏やかな日々をとり戻されることを祈っています。

精神科医　メンタルクリニックエルデ院長
坂本 誠

CONTENTS

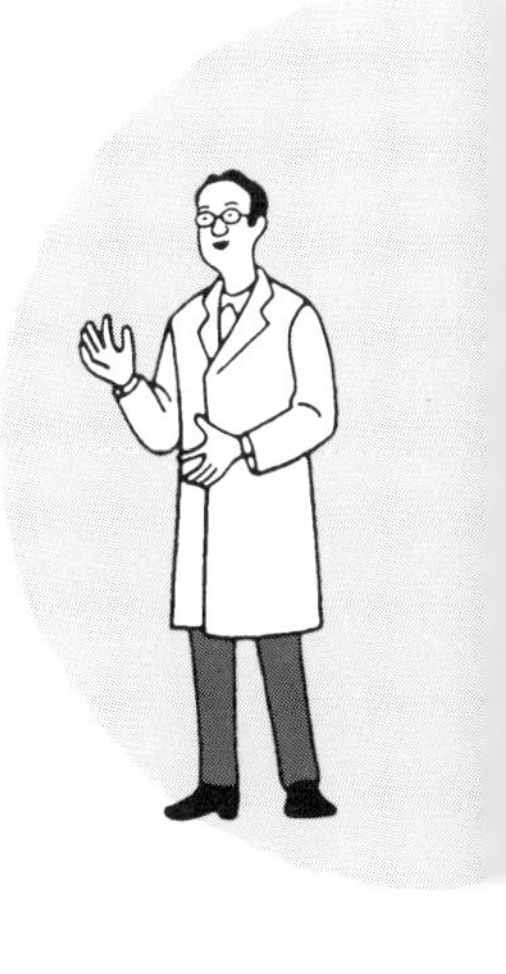

Part2

治療の基本 命を守るために、薬を正しくのみ続ける——27

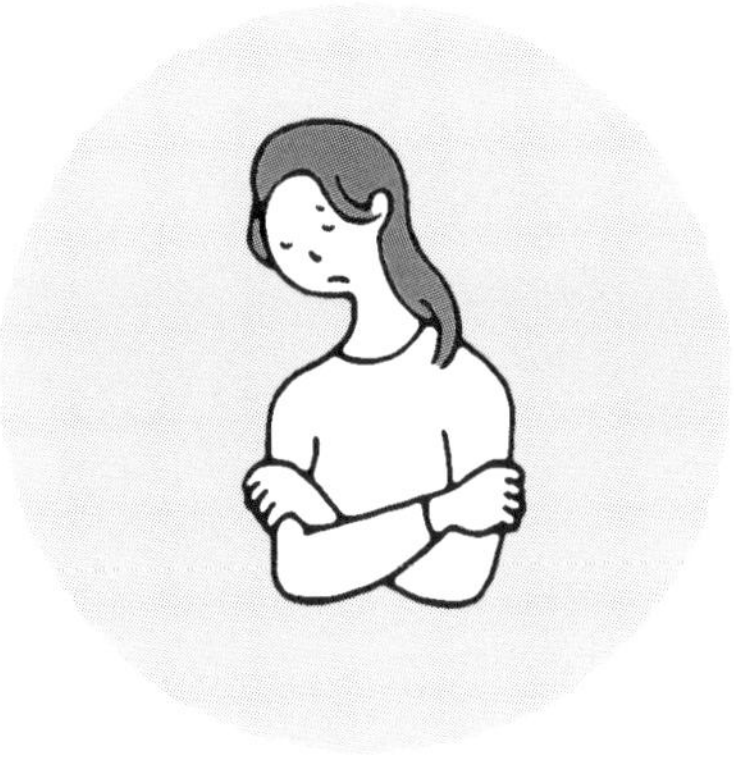

Part3

対人関係・社会リズム療法
自分の波を把握し、安定したリズムで毎日を過ごす——45

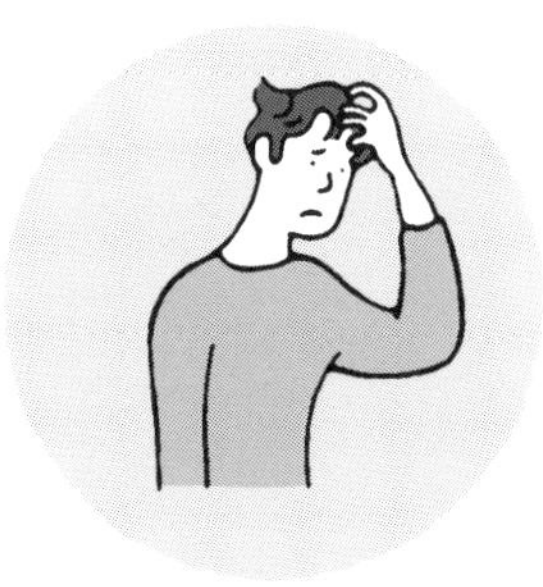

CONTENTS

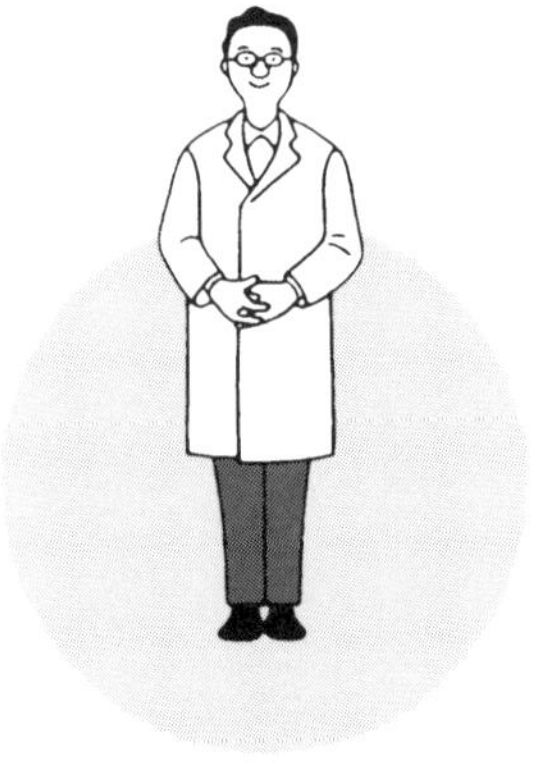

イラスト●さいとうあずみ
デザイン●酒井一恵

Part 1

診断の受容

躁とうつを自覚し、受け入れ、治療態勢をつくる

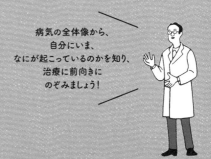

病気の全体像から、
自分にいま、
なにが起こっているのかを知り、
治療に前向きに
のぞみましょう！

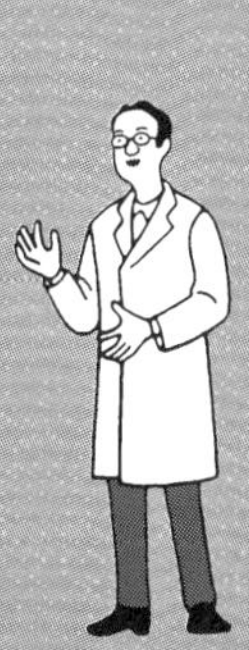

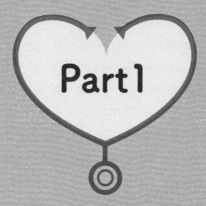

コントロールできない躁とうつの波が来る

躁か軽躁かでI型とII型にわかれる

双極性障害とは、躁とうつをくり返す病気で、かつて躁うつ病と呼ばれていました。原因はわかっておらず、躁のタイプによってI型とII型に分類されます。100人に1人程度が発症するとされ、男女差はなく、年齢もさまざまです。うつ症状で受診し、うつ病と誤診されるケースが多く見られます。

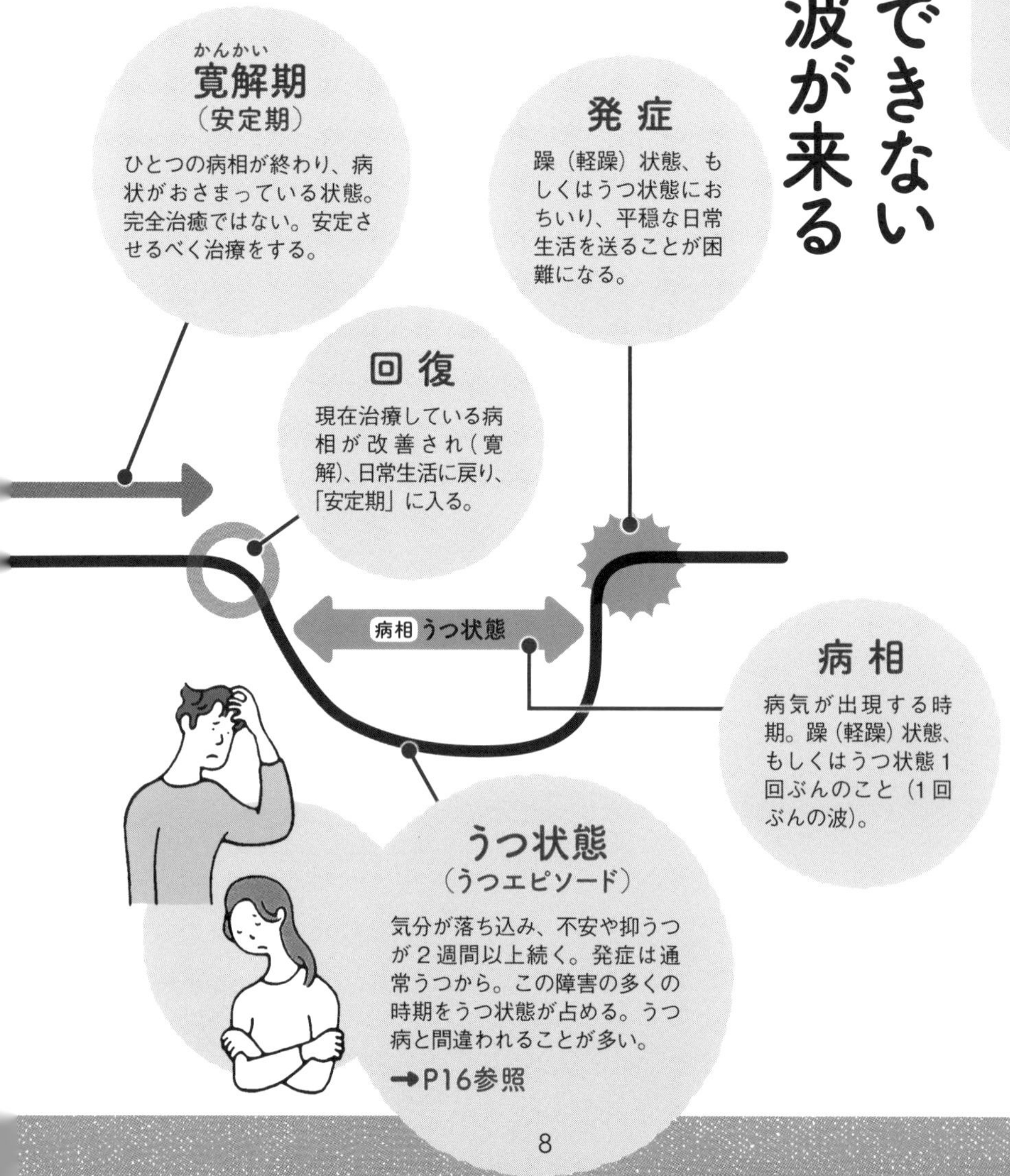
寛解期《かんかい》
（安定期）
ひとつの病相が終わり、病状がおさまっている状態。完全治癒ではない。安定させるべく治療をする。
発症
躁（軽躁）状態、もしくはうつ状態におちいり、平穏な日常生活を送ることが困難になる。
回復
現在治療している病相が改善され（寛解）、日常生活に戻り、「安定期」に入る。
病相 うつ状態
病相
病気が出現する時期。躁（軽躁）状態、もしくはうつ状態1回ぶんのこと（1回ぶんの波）。
うつ状態
（うつエピソード）
気分が落ち込み、不安や抑うつが2週間以上続く。発症は通常うつから。この障害の多くの時期をうつ状態が占める。うつ病と間違われることが多い。
→P16参照

双極II型障害

軽い躁状態がある

双極Ⅱ型障害は、軽い躁状態が起こる。「調子がいい」「機嫌がいい」程度の変化なので、本人も周囲も気づくのが難しい。

➡P12参照

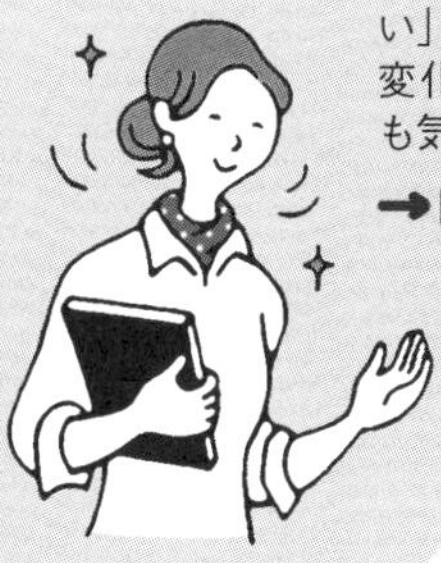

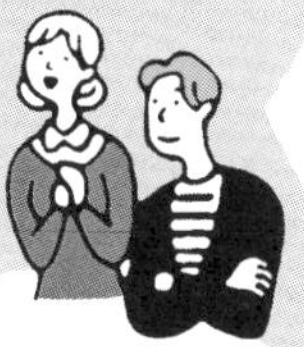

双極I型障害

激しい躁状態がある

双極Ⅰ型障害は、急に躁状態になり、常軌を逸するような言動が見られる。周囲は異常に気づくが本人は自覚できない。

➡P10参照

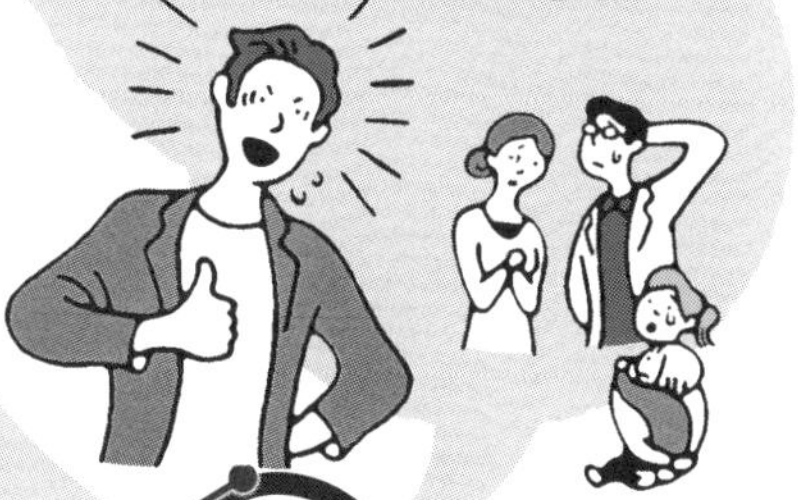

躁状態

（躁エピソード）

気持ちがたかぶり、思考や行動が尋常ではなくなり、おさえられない状態。Ⅱ型では軽躁状態（軽躁エピソード）。

➡P14参照

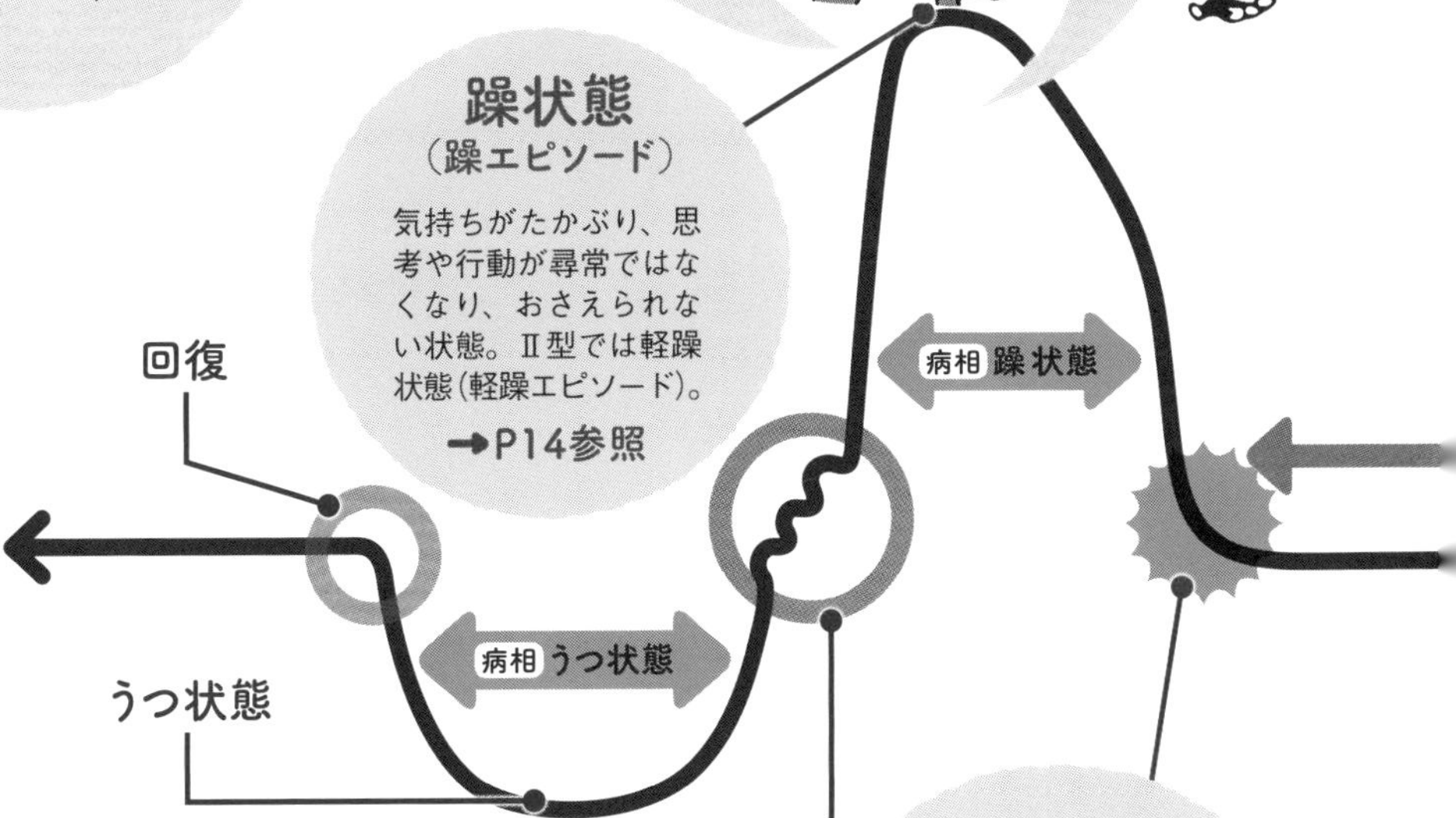

混合状態

躁に変わるとき、うつに変わるときなどに起こりやすい。気分や思考はうつなのに、行動が（ときに思考も）躁になる。

➡P18参照

再燃

寛解期からうつ状態、もしくは躁（軽躁）状態になり、新たな病相が始まる。「再発」と呼ばれることも。本書では、双極性障害を躁とうつを長期にわたりくり返す病気と考え、「再燃」とする。

躁状態は短期間だが、人生をはたんさせるほど激しい

急に躁が始まり、止まらなくなる

双極I型は、躁状態がある双極性障害です。平均12年以上I型を患った人では、3分の1程度の期間がうつ状態だったという研究報告があります。躁は突然始まり、治療しなければ半年以上続きます。うつより短期間ですが、気分が高揚し、常識を逸脱。躁のときにしたことで、人生がはたんする危険も。

発症（うつ状態）の前兆

- □いつもより がんばりすぎてしまった
- □睡眠時間が短い
- □アイデアがどんどん浮かぶ
- □仕事がバリバリ進む
- □落ち着かず、イライラしてしまう　など

自覚して病院に行くのはうつ状態の時期。その前に躁的な前兆が見られることがある。

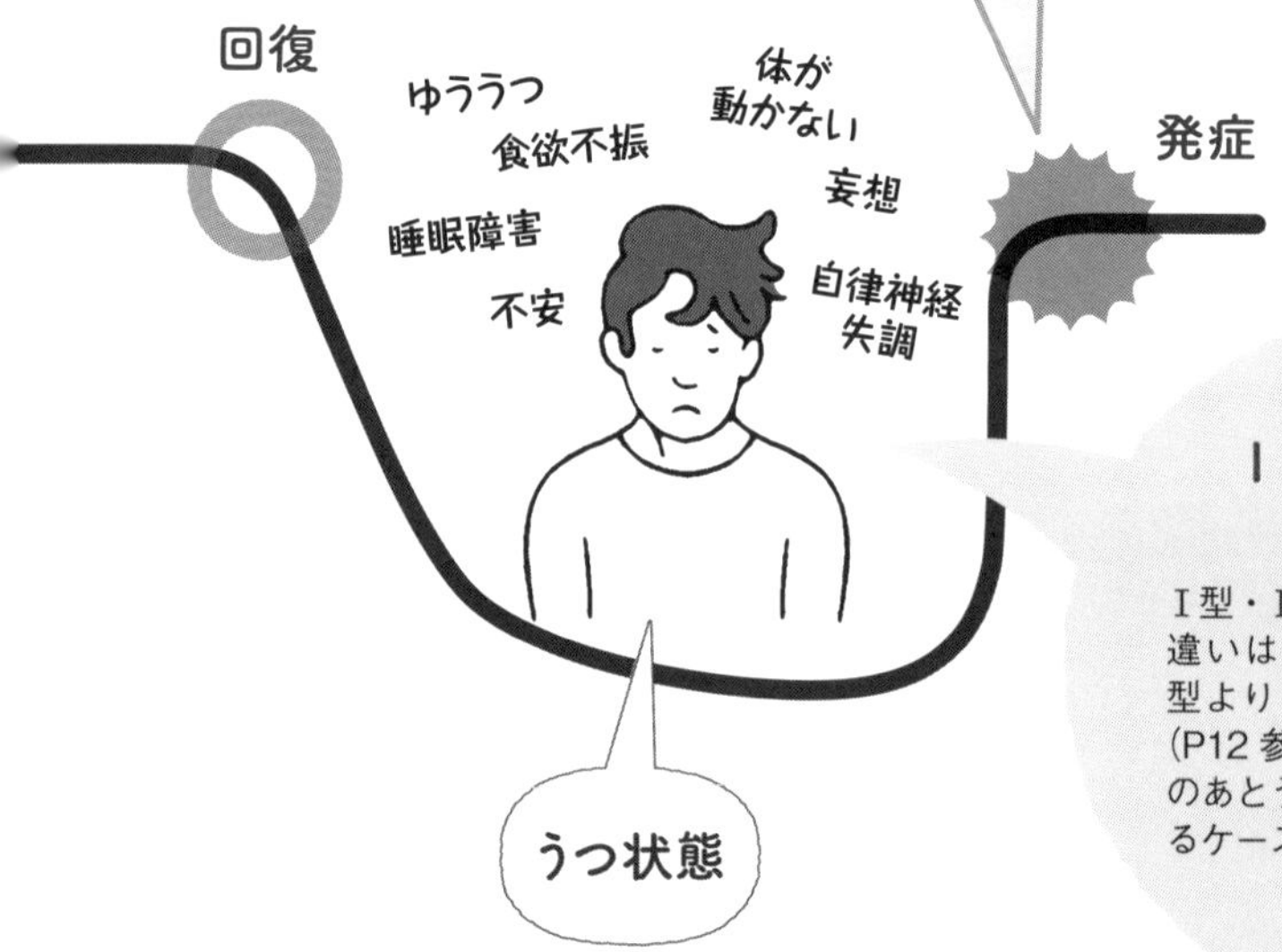
回復
ゆううつ
食欲不振
睡眠障害
不安
体が 動かない
妄想
自律神経 失調
発症
うつ状態

I型・II型ともに症状は同じ

I型・II型ともに症状に大きな違いはない。II型のほうがI型よりうつ状態の時期が長い（P12参照）。発症後は躁状態のあとうつ状態が訪れて寛解するケースが多い。

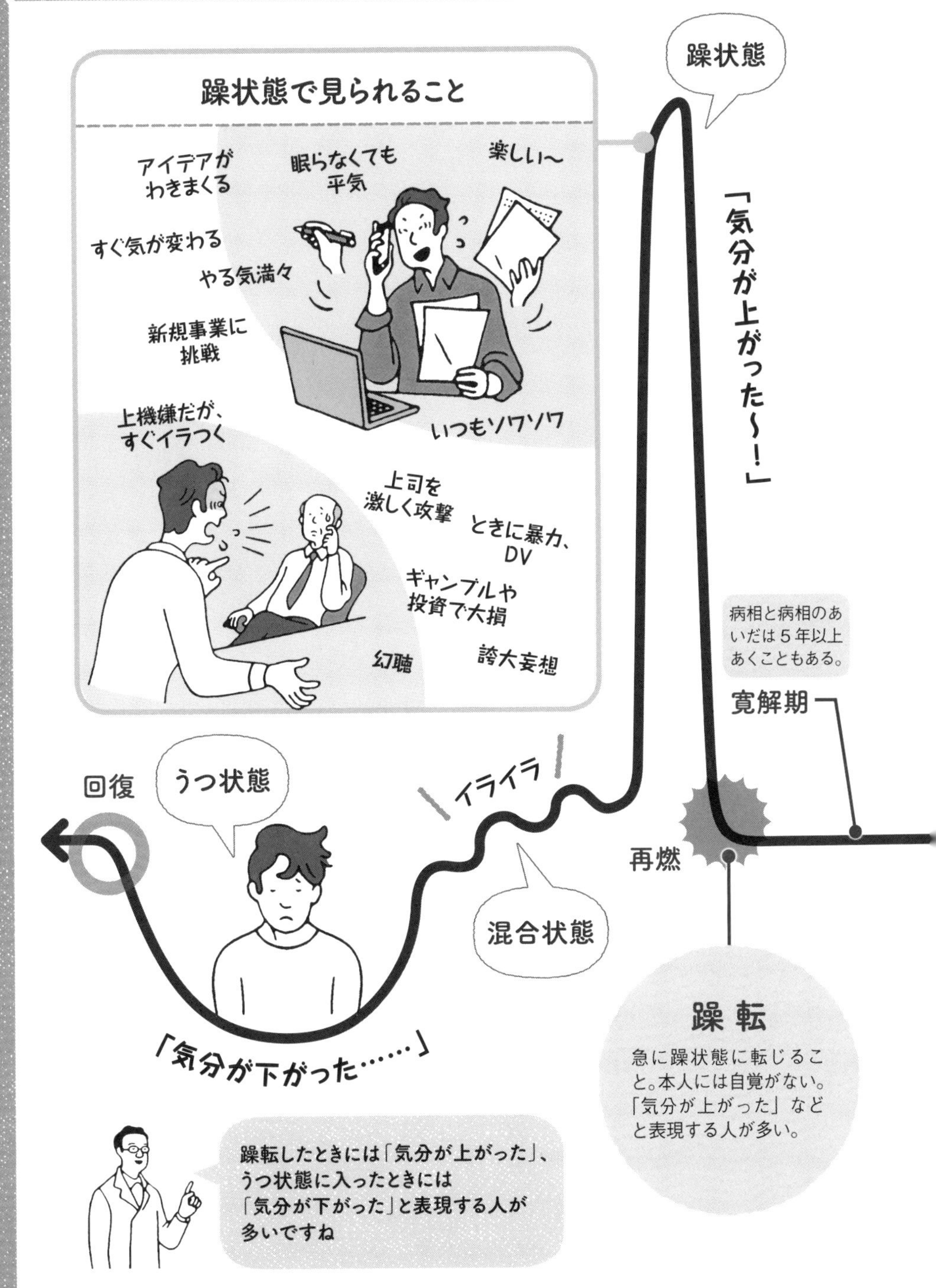
躁状態で見られること
アイデアがわきまくる
眠らなくても平気
楽しい〜
すぐ気が変わる
やる気満々
新規事業に挑戦
いつもソワソワ
上機嫌だが、すぐイラつく
上司を激しく攻撃
ときに暴力、DV
ギャンブルや投資で大損
幻聴
誇大妄想
躁状態
「気分が上がった〜！」
病相と病相のあいだは５年以上あくこともある。
寛解期
再燃
躁転
急に躁状態に転じること。本人には自覚がない。「気分が上がった」などと表現する人が多い。
イライラ
混合状態
うつ状態
回復
「気分が下がった……」
躁転したときには「気分が上がった」、うつ状態に入ったときには「気分が下がった」と表現する人が多いですね

半分以上の期間がうつ状態。わずかな躁に本人も周囲も気づけない

うつ状態が圧倒的に長い

双極Ⅱ型には激しい躁状態がなく、軽躁状態しか見られません。うつ状態で受診してうつ病と診断され、治療の過程で診断名が変わることも珍しくありません。Ⅰ型よりもうつ状態が長いのが特徴で、平均12年以上Ⅱ型を患う人では半分以上の期間うつ状態だったという研究報告があります。

躁転の前兆

- ☐ 語気が荒くなる
- ☐ ちょっとしたことで興奮する
- ☐ 対人関係でイライラする
- ☐ 金遣いが荒くなる
- ☐ 予定を入れすぎてしまう　など

躁状態、軽躁状態に転じる前触れとして、左記のような傾向が見られる。

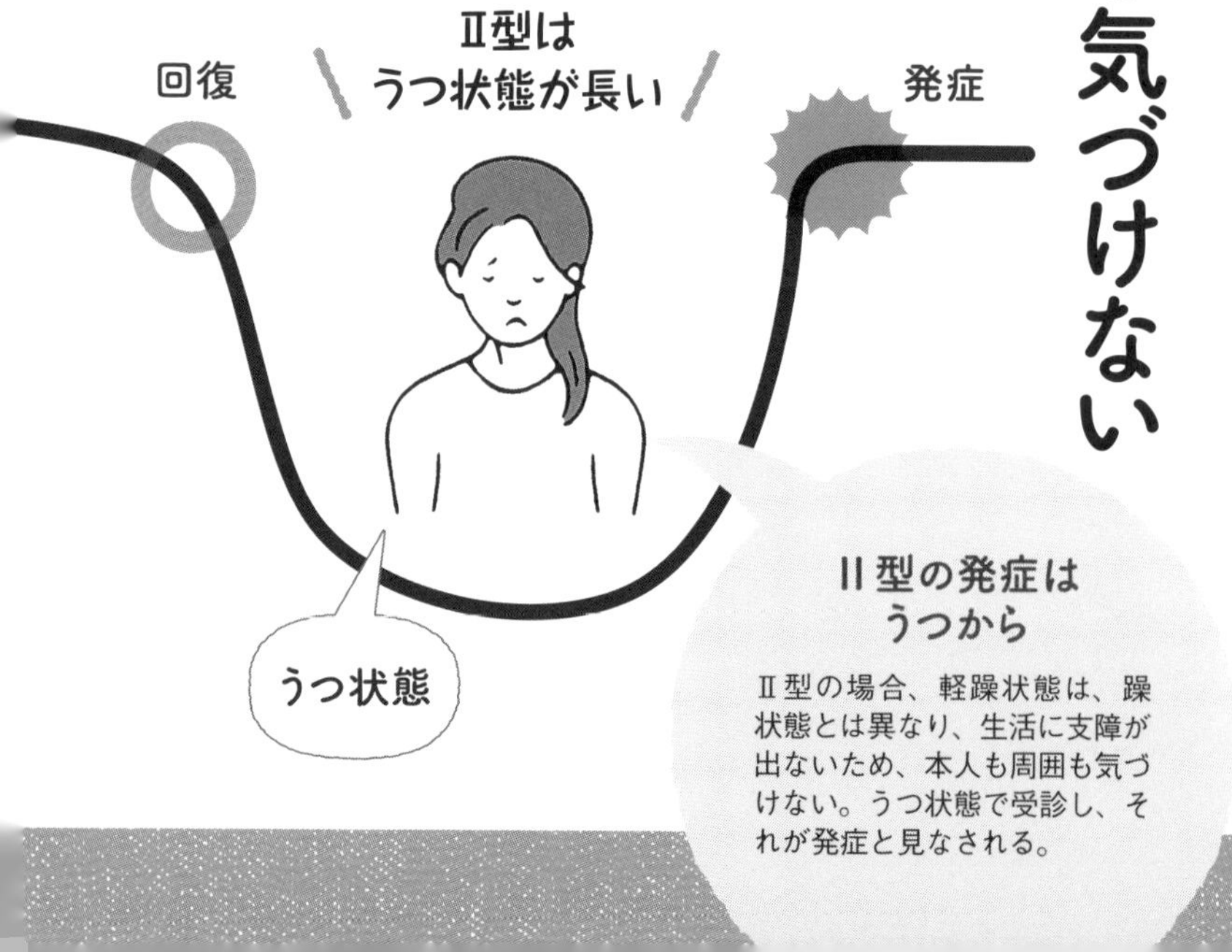

Ⅱ型の場合、軽躁状態は、躁状態とは異なり、生活に支障が出ないため、本人も周囲も気づけない。うつ状態で受診し、それが発症と見なされる。

軽躁状態で見られること
仕事は順調に進む
ふだんよりたくさんの量をこなせる
まわりの人たちも順調だと感じる
終始機嫌がいい
眠らなくても元気
流ちょうに話し続ける
友人、知人との交流がさかん
なにも問題がないように見える
軽躁状態
再燃／躁転
回復
うつ状態
混合状態
軽躁状態
再燃／躁転

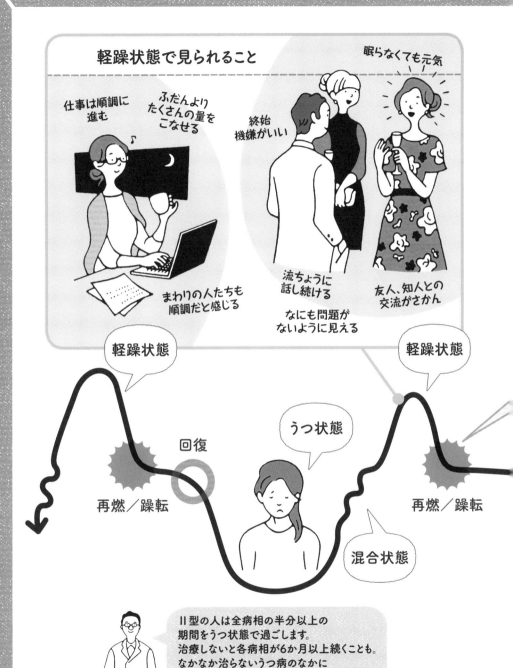

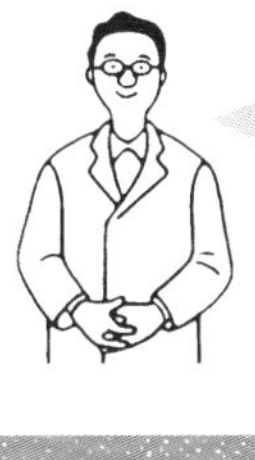

Ⅱ型の人は全病相の半分以上の
期間をうつ状態で過ごします。
治療しないと各病相が6か月以上続くことも。
なかなか治らないうつ病のなかに
Ⅱ型が見つかることがあります

調子がよく、これが「本来の自分の姿」だと思う

躁は7日以上、軽躁は4日以上続く

気分の高揚などが７日以上続くと躁。常軌を逸した言動で離婚や破産に至ることがあります。

近年、軽躁が発見され、アメリカ精神医学会の診断基準「DSM（精神障害の診断と統計マニュアル）」にⅡ型が加わりました（４日以上）。Ⅱ型は類似した病気が多く、鑑別が難しくなっています。

躁・軽躁状態の診断（DSM-5より作成）

Ⓐいつも興奮気味でハイテンションで、開放的になったり、またはイライラしたりする。

❶**自尊心の肥大**…気が大きくなって、万能感にあふれている。

❷**睡眠欲求の減退**…まったく眠くならず、眠らなくても元気で過ごせる。

❸**多弁**…一日中しゃべりまくったり、誰彼となく連絡をとり、話しまくったりする。

❹**観念奔逸**…次々とアイデアが浮かんでは消えていき、まとまった思考にならない。

❺**注意散漫**…気が散ってしまい、ひとつのことに集中できず、落ち着きがなくなる。

❻**活動量増加**…仕事などの活動量が増え、その挙句に破滅的で常軌を逸した行動をとることも。

❼**快楽的行為に熱中**…旅行や買い物などで浪費し続けたり、性的逸脱行為をしたり、快楽に耽溺する。

Ⓐを含む上記の症状が4つ以上見られる状態が1週間以上続き、社会活動や人間関係に著しい障害を生じる

診断 → 躁病

躁病とよく似た症状だが、4日以上続き、社会活動や人間関係には支障をきたさない

診断 → 軽躁病

躁状態のできごとが後に影響

躁状態では気分が高揚して万能感をもち、無謀な投資や浮気、暴力などに走るので、社会的信用や財産、人間関係など多くのものを失います。一方、軽躁状態は躁状態ほど重篤でなく、生活に支障をきたすこともありません。仕事に没頭して高いパフォーマンスを上げるので周囲から高評価を得ますが、睡眠もとらず、心身をすり減らしていきます。その後一転してうつ状態になると、躁・軽躁時をふり返って落ち込み、自殺の危険も高まります。

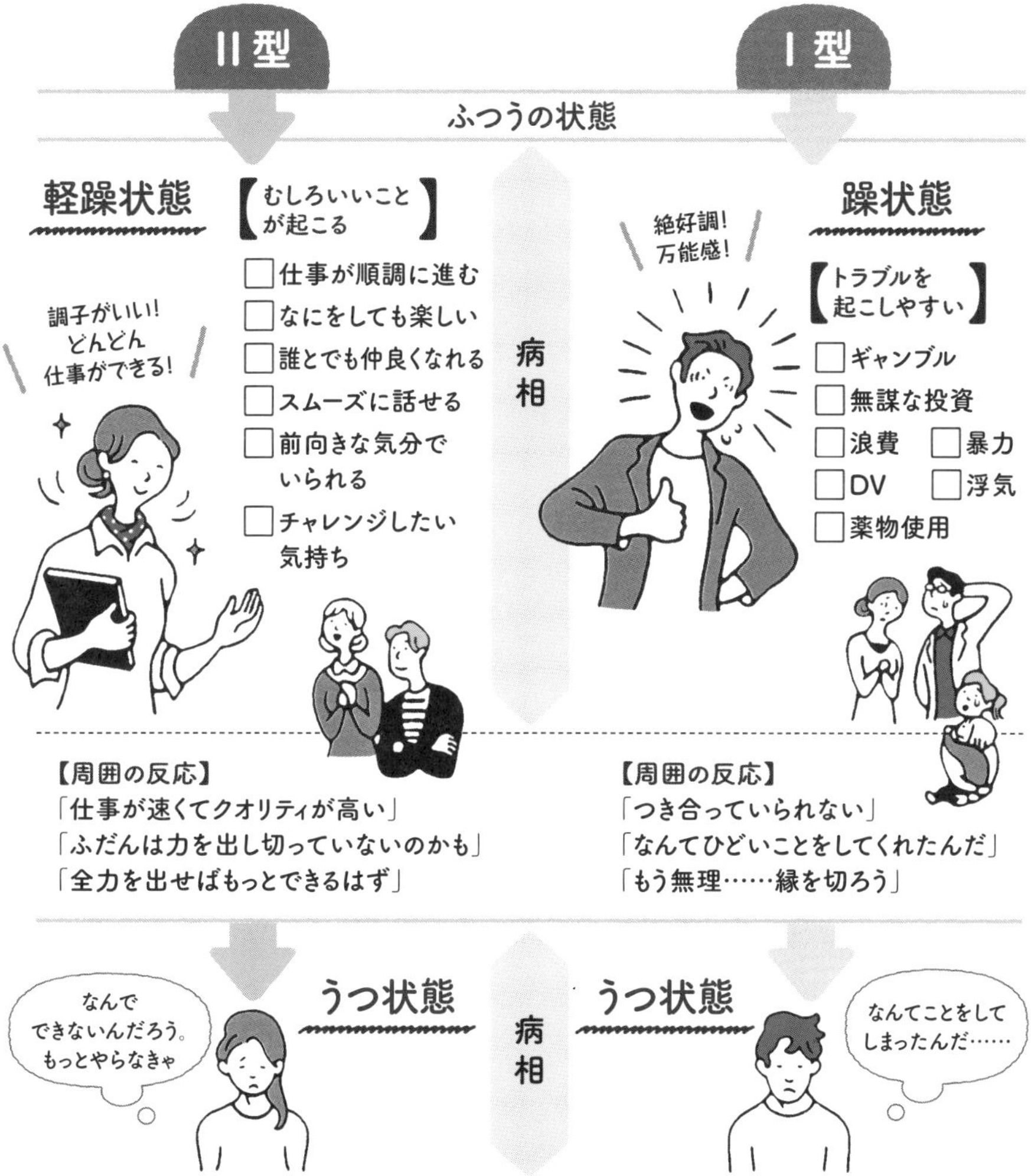
II型
I型
ふつうの状態
軽躁状態
【むしろいいことが起こる】
□仕事が順調に進む
□なにをしても楽しい
□誰とでも仲良くなれる
□スムーズに話せる
□前向きな気分でいられる
□チャレンジしたい気持ち
調子がいい! どんどん仕事ができる!
病相
躁状態
絶好調! 万能感!
【トラブルを起こしやすい】
□ギャンブル
□無謀な投資
□浪費
□暴力
□DV
□浮気
□薬物使用
【周囲の反応】
「仕事が速くてクオリティが高い」
「ふだんは力を出し切っていないのかも」
「全力を出せばもっとできるはず」
【周囲の反応】
「つき合っていられない」
「なんてひどいことをしてくれたんだ」
「もう無理……縁を切ろう」
うつ状態
なんでできないんだろう。もっとやらなきゃ
病相
うつ状態
なんてことをしてしまったんだ……

うつ病の薬をのんでも、くり返しうつ状態におちいる

きっかけがなくてもうつ状態になる

双極性障害のうつ状態は、うつ病（大うつ、単極性うつ）と酷似し、躁状態の有無でしか区別はつきません。うつ病は環境変化などのストレスが引き金になりますが、双極性では具体的な原因が見当たらないことも。うつ病の薬を服用すると悪化したり、躁に転じたりすることがあり、注意が必要です。

うつ状態の診断（DSM-5より作成）

❶ゆううつな気持ちがずっと続いている

❷これまで好きだったことに興味や喜びがわかなくなる

❸著しく体重が減ったり、増えたり。または食欲が減退したり、増進したりする

❹眠れない、または寝すぎてしまう

❺いつもいら立ち焦ってしまったり、逆になにもできなくなったりする

❻疲労感がとれない。または意欲がわかない

❼自分に価値を見出せない。無駄に罪悪感を覚えて自分を責める気持ちになる

❽思考力や集中力が減退して、日常的に自分でものごとを決めるのが難しい

❾「死んでしまいたい」「消えてしまいたい」と思う。計画に移そうとすることも

上記のうち❶か❷を必ず含み、全部で5つ以上当てはまる状態が2週間以上続き、社会活動や人間関係に著しい障害を生じる

診断 → うつ病

実際には躁状態が現れないかぎり、双極性障害だと確定するのは困難です

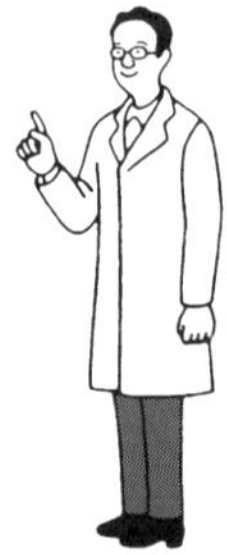

妄想などの症状が見られることもある

うつ状態では、抑うつや気力低下、不安感などの気分的症状だけでなく、頭痛や肩こり、不眠、食欲低下などの身体症状も現れます。また、自分のしたことに罪の意識を覚える罪業妄想や、健康に不安を感じる心気妄想、お金が足りないと思い込む貧困妄想などが生じることがあります。

からだの異変

- □ 食欲減退、または増進
- □ 体重減少、または増加
- □ 寝つきがわるい、まだ暗いうちに目が覚める
- □ 頭が痛い
- □ 立ちくらみが起こる
- □ のどがやたらと渇く
- □ お腹が痛い
- □ 便秘をする
- □ 体が重くてだるい
- □ 起き上がることすらできない

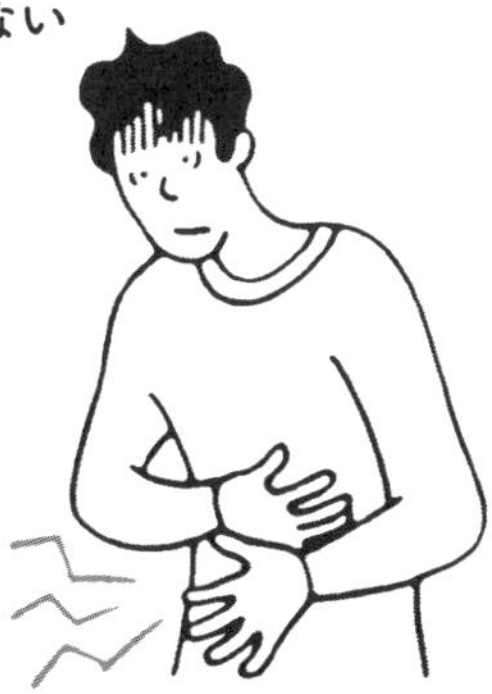

気分の異変

- □ とくに朝、いやな気分になる
- □ 連日、一日中ゆううつな気分になる
- □ いやなことばかり頭に浮かぶ
- □ 考えが堂々めぐりしてしまう
- □ 自分ができないことを責める気持ちになる
- □ 性的な意欲が減退する
- □ 親しい人、例えばわが子がそばに来ても好意をもてない
- □ 四六時中死にたいと思う
- □ 死ぬための具体的な方法を考えたり、準備したりする
- □ 「不治の病で死ぬ」「破産した」「重罪を犯した」という妄想が出る

危険！

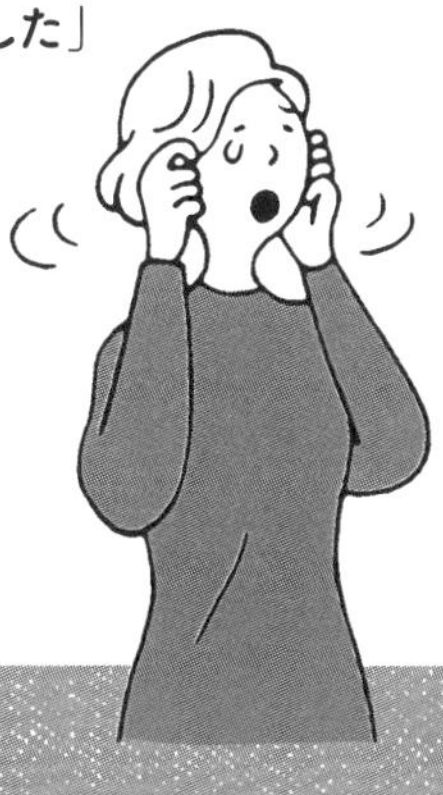

躁転やうつに転じたとき、気持ちと行動がちぐはぐになる

躁状態でうつ、うつ状態で躁が混ざる

躁とうつの転換期には、ふたつの症状が混ざり合う「混合状態」になることがあります。このとき、躁状態での自分の行動をうつの気分でふり返ると大きな後悔に襲われます。躁が残っているために実際に死に向かう行動を起こす危険があります。このため、混合状態は自殺率が高いとされています。

A 気持ちは沈んでいるのに なにかしないではいられない

気分	思考	行動
うつ（○）	うつ	うつ
躁	躁（○）	躁（○）

ふさぎ込み、不安でいっぱいなのに、頭のなかには次々と考えが浮かんで、そわそわしじっとしていられなくなる。死にたい気分でいっぱいなのに、興奮しやすくひとりでずっとしゃべり続けてしまう。

気分

気分は沈んでいる。不安が大きく、消えてしまいたい気持ちでいっぱい。

思考

次から次へと考えが浮かんでは消えていく。頭のなかは暴走している。

行動

なにかしないではいられない。アイデアを即行動に移してしまう。

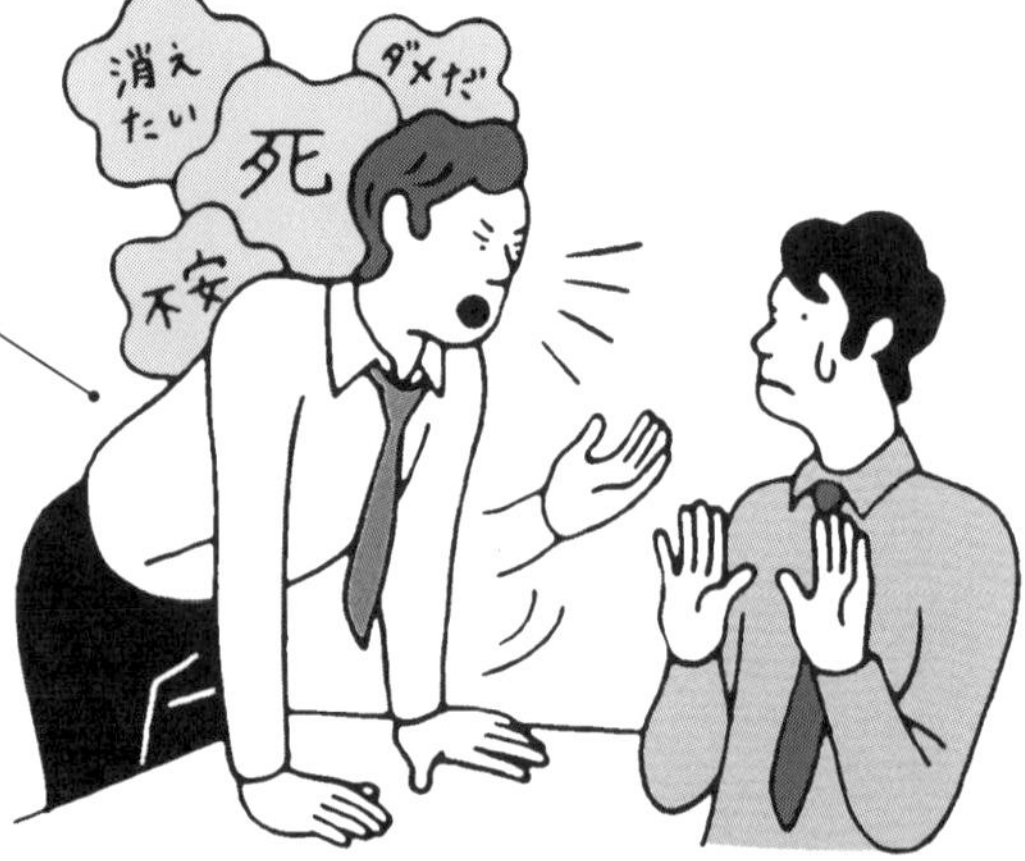

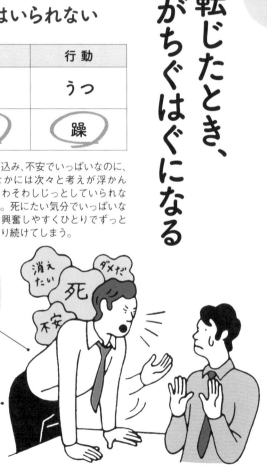

イライラが前触れになることも

長年双極性障害を患ってきた人のなかには、ちょっとした気分や体調の変化に、うつや躁転の前兆を察知する人も。例えば睡眠時間が短くなったり、バリバリ仕事しているのに、イライラした気持ちになったりするとうつ状態が訪れるといいます。一方、言葉づかいや金づかいが荒くなったり、イライラが他人に向くと躁に転じることが。こうした気分や行動の変化がわかるようになると、薬や生活習慣で早期に対応できます（P84 参照）。

B 気持ちも思考も沈んでいるのに行動力だけがある

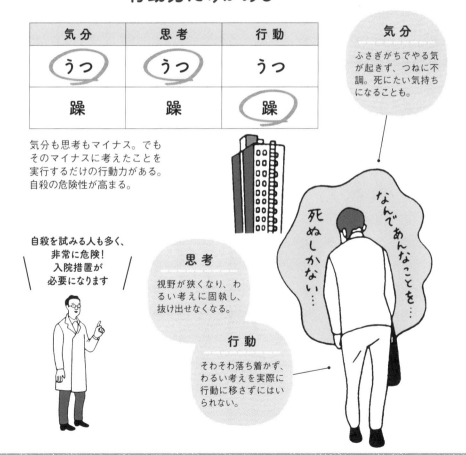

気分	思考	行動
うつ	うつ	うつ
躁	躁	躁

気分も思考もマイナス。でもそのマイナスに考えたことを実行するだけの行動力がある。自殺の危険性が高まる。

気分

ふさぎがちでやる気が起きず、つねに不調。死にたい気持ちになることも。

思考

視野が狭くなり、わるい考えに固執し、抜け出せなくなる。

行動

そわそわ落ち着かず、わるい考えを実際に行動に移さずにはいられない。

自殺を試みる人も多く、非常に危険！入院措置が必要になります

診断のポイント

うつ病の10人に1人が最終的に双極性障害と判明

双極性障害の場合、躁・軽躁状態のあいだは病気だという自覚をもてないため、自ら受診することはほとんどありません。うつ状態になって「うつ病ではないか」と心配になり、診察室を訪れるのが一般的です。

精神保健指定医にかかる

双極Ⅱ型障害の場合には、軽躁状態になっても社会生活に支障をきたすことはほとんどないため、大きな問題は生じにくいです。

一方、双極Ⅰ型障害では、躁状態になると突然金づかいが荒くなり高額のローンをくんだり、上司や取引先に罵詈雑言を吐いたりし、家族や周囲が心配して病院に連れて来ることがあります。

本人には病気の自覚がないため、受診を拒むことも多々あります。困ったらまずは家族だけで精神科医を訪れ、相談したほうがいいでしょう。双極性障害は精神科の領域なので、「心療内科」と標ぼうしている

自宅療養しながら
治療を受けられるなら……

メンタルクリニック

通院可能な病状、または退院後の予防的治療では、通いやすい近所のメンタルクリニック等でOK。

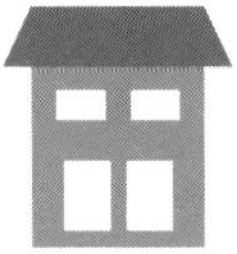

躁状態、うつ状態が重く、
自宅療養が難しいなら……

精神科病院

通常のクリニックでは入院施設がないことが多い。設備のある規模の大きい精神科病院を探す。

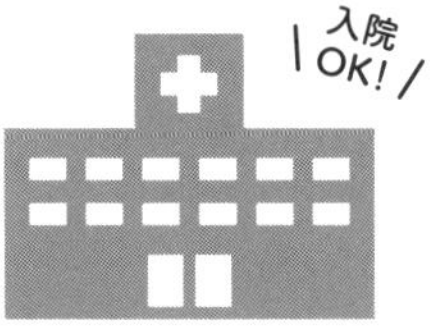

受診すべき診療科

双極性障害の疑いがある場合は以下の精神を見る診療科へ。HPで医師が「内科医」ではなく精神保健指定医の指定を受けた「精神科医」かも確認。

- 精神科
- 心療内科
- 精神・神経科
- メンタルヘルス科

場合、内科医ではなく精神保健指定医をもつ精神科医がいることを確認してください。躁状態が激しいときは、すぐ入院したほうがよい場合もあるので、精神科救急病棟がある医療機関を選びましょう。

なかなか治らないうつ病。過去の波を確認し、再度診断を

双極性障害は、うつ病相と躁・軽躁病相や寛解期をくり返します。一度の診断で判断するのは難しく、当初は他の診断名がつけられることが珍しくありません。多いのがうつ病。うつ病で入院した人の10～20％が、のちに双極性障害という診断に変わったというデータもあります。

一般的にうつ病と診断を下しても、医師は双極性障害も念頭に置いて診察するものです。しかしそうでない場合、うつ病の治療をだらだらと続けることになります。うつ病の治療を1年近く受けても改善が見られない場合、過去に思い当たる症状がある場合は、主治医に相談してみましょう。注意を要するのは、双極性障害なのにうつ病の治療薬を服用すること。躁転が誘発されて症状が悪化する恐れがあります。

このため、うつ病の治療を受けてもなかなか改善しなければ、双極性障害を疑って再度診断を受けることをおすすめします。双極性障害の診断には、家族の病歴や過去の症状の変化も手がかりとなります。

双極性障害の各病相期の占める比率

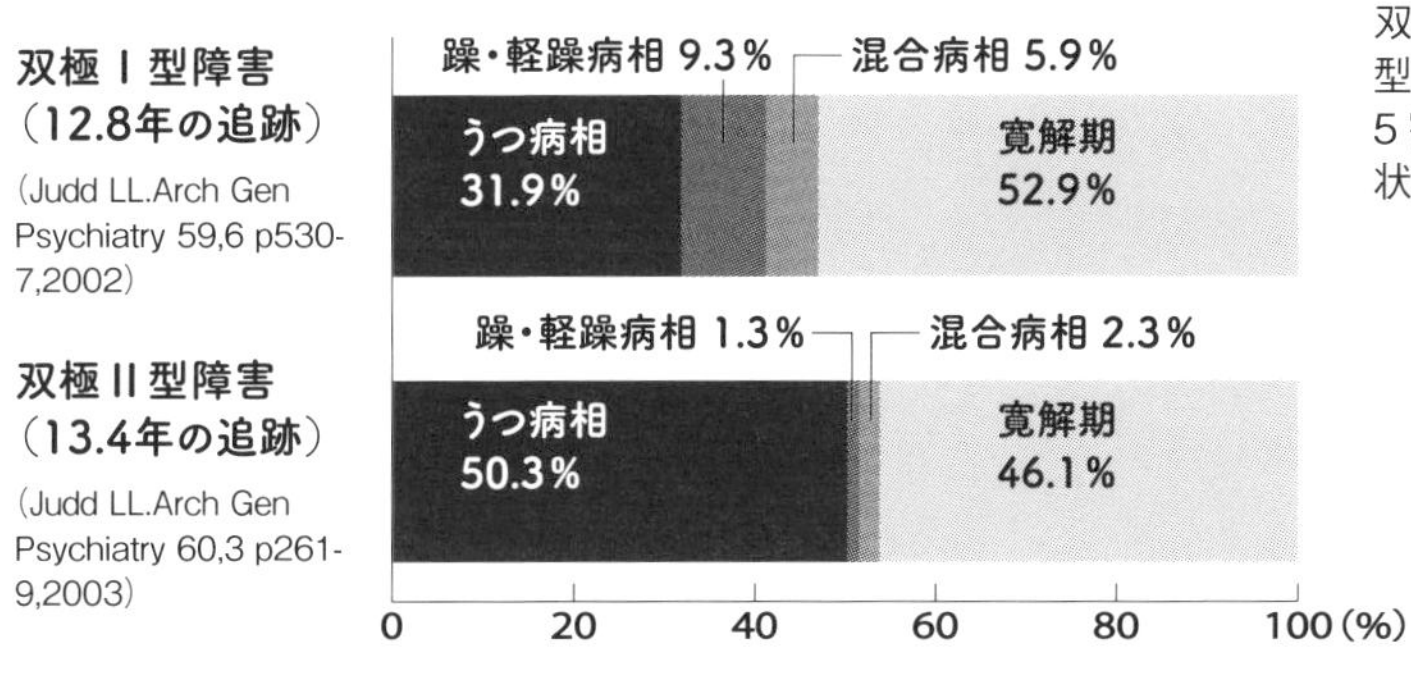
双極Ⅰ型障害
（12.8年の追跡）
（Judd LL.Arch Gen Psychiatry 59,6 p530-7,2002）
躁・軽躁病相 9.3％
混合病相 5.9％
うつ病相 31.9％
寛解期 52.9％
双極Ⅱ型障害
（13.4年の追跡）
（Judd LL.Arch Gen Psychiatry 60,3 p261-9,2003）
躁・軽躁病相 1.3％
混合病相 2.3％
うつ病相 50.3％
寛解期 46.1％
0
20
40
60
80
100（%）

双極性障害ではⅠ型で３割、Ⅱ型で５割の時期をうつ状態で過ごす。

双極性障害の原因

直接の原因は不明。神経伝達物質のバランスが崩れる

双極性障害の人の脳内では、神経伝達物質のバランスが崩れていることはわかっていますが、原因についてはまだ解明されていません。

遺伝子、環境、性格などが関係している？

双極性障害の原因のひとつにあげられるのは、遺伝です。

例えば、親のいずれかが双極性障害の場合には、子どもが発症する確率は10％台とされます。これは、全人口に占める発症率（2～3％）に比べれば高くなりますが、それでも9割近くは発症しないと考えられるため、遺伝的要因がそれほど強いわけではありません。

また、父親が高齢（50歳以上）の場合、30～34歳の場合に比べると発症リスクは2・7倍に増加するという報告もあります。これは、父親の加齢とともに、精子のゲノムに突然変異が生じるためと考えられています。しかし、まだはっきりしたメカニズムは検証されていません。

光トポグラフィー

頭部に近赤外光を当てて血液中のヘモグロビンの量を測定しながら、うつ病、双極性障害、統合失調症のパターンを見わける方法。厚生労働省の認可が下りているが、これだけで診断はできない。

このような遺伝的要因があっても、生活習慣などの環境的要因がなければ発症リスクは低くなります。社交的で活動的、熱中しやすいなどの性格も、双極性障害発症と関連していると見られています。

発症や再燃時にはストレスが引き金になることが多い

発症の引き金となるのは、うつ病と同じくおもにストレスとされています。肉親や配偶者との死別、失恋などのつらいできごとだけでなく、結婚や就職、出産など、よいできごともストレスに含まれます。環境や人間関係の変化が、精神的なストレスになり、神経伝達物質になんらかの影響を及ぼしていると考えられています。ただ、これは直接的な原因ではありません。ストレスがなくてもうつ状態になることもあります。

また、うつ状態はさまざまな病気から起こることもあります。このため血液検査などで他の病気の有無は調べる必要があります。

近年は光トポグラフィー検査といって、血液中のヘモグロビン量をはかる検査も行われています。双極性障害、うつ病、統合失調症の患者さんは、同じうつ状態でも、血中のヘモグロビン量が異なっているという研究報告をもとにした検査です。これだけで病気を特定することはできませんが、診断を助ける参考値として用いられる場合があります。

子どもにも双極性障害がある?

軽躁状態には饒舌や注意散漫など、発達障害のAD/HDと似た症状が現れるため、子どもの双極性障害の診断は困難です。症状に波がある場合は、双極性障害が疑われます。

今後双極性障害に移行する可能性もあるため、抗うつ薬の使用は慎重に。妄想などがあれば双極性障害に準じた対応をとるべきです。親が双極性障害なら子どもへの遺伝も考えます。同時に子どもがひとりで悩まないよう、周囲の支援が必要です。

心理教育

薬での治療を続けるには、病気を受け入れることが大事

双極性障害は、生涯にわたり治療を続ける必要があります。しかし気分の波が影響し、治療が継続せず悪化させてしまう人もいます。

治っても次の躁やうつに備える必要がある

治療が困難になる大きな原因が、この病気への理解不足です。

双極性障害の症状には波があり、治ったと思っても再燃の可能性が高く、次の躁、うつに備えなければなりません。再燃時の波をおさえるには、症状のない寛解期にも薬を服用し、治療を続けることが重要です。

ところが多くの場合、寛解期や軽躁・躁状態になると「治った」と感じて治療をやめてしまいます。治療を効果的に行うには、病気を理解することが大切なのですが、それはたやすいことではありません。

治療を一生続けなくてはならないと聞けば、「不治の病にかかった」ようなショックを受け、「認めたくない」という否認の感情が生じま

心理教育的な治療

対人関係療法（IPT）

通常は対人関係で起こる４つの問題領域において、治療者とのやりとりと対人関係の問題への実行を通して治療していくが、双極性障害では、（発症以前の）健康な自己を喪失した悲しみの問題（第５の問題領域）を治療していく。うつ状態を緩和し、再燃予防の効果が認められている。

認知行動療法（CBT）

治療者とのやりとりと対人関係の問題への実行、ワークを通じて、モノの受けとり方や思考、行動のパターンの偏りに気づき、正しく現実を捉えるトレーニングを行う療法。これによってうつ状態が緩和されたり、躁状態が「本来の自分」ではないことを受け入れ、躁転を予防したりする効果がある。

す。また社会のなかには、精神病への偏見もあります。「薬で治療できる」と言われても、「精神病である自分」を受け入れるのは容易ではありません。家族や周囲は、本人の苦痛を理解する必要があります。

まず薬、次に心理教育で病気の自分を受け入れる

双極性障害の治療法は確立しており、薬の服用で症状をおさえることが可能です。まず薬で気分を落ち着かせ、長期的治療のために、本人が病気を受け入れ、治療に前向きにとり組むことが不可欠です。

そのために有効とされるのが、服薬とともに行う「心理教育」です。心理教育とは、本人が病気を理解し、自分の心に起きることを観察しながら、病気との関わり方を学んでいく療法です。おもなものには、対人関係療法や認知行動療法などがあります。

対人関係療法はＰａｒｔ3でくわしく解説しますが、双極性障害にはもっとも効果的とされています。対人関係のパターンを学び社会適応をうながすことで対人ストレスが軽減され、症状緩和につながります。

認知行動療法は自分の心のパターンを知り、早期に症状に気づいて対処できるようにする療法です。ただし、激しい症状が見られるときはいずれも適しません。薬での治療が最優先されます。

躁うつ病から双極性障害、双極症へと病名が変わる

双極性障害はかつて躁うつ病と呼ばれていましたが、うつ病と異なりふたつの極端な状態が現れる病気として「双極性障害」に変更されました。ところが「障害」は不治のハンディキャップという印象を与えてしまいます。また、障害はdisabilityですが、双極性障害はbipolar disorder。「障害」という和訳は適しません。このため2019年、disorderは「症」と訳され、正式には「双極症」という病名になりました。

双極性障害と似ている&併存しやすいその他の病気

双極性障害は、Ⅱ型を有することで、明らかな躁状態でなくても双極性障害に該当するようになり、その他の精神疾患と見わけづらくなりました。双極性障害、また以下の診断が出ていて、治療しても症状が改善されないときは、同時に他の病気の可能性も検討する必要があります。

似ている!

大うつ病

単極性うつとも。双極性障害のうつ状態の診断と同じ（P16参照）。うつ状態だけ見ても鑑別しづらい。難治性うつの多くに双極性障害が含まれている場合がある。躁状態が現れても、4日間続かないケースは「双極スペクトラムうつ病」と呼ばれ、将来、双極Ⅱ型に発展する可能性が高い。

似ている!

境界性パーソナリティ障害

情緒が不安定で、他者との安定的な関係を築けず、自分に注意を引こうとして、相手を自分勝手にふりまわしたり、困らせたりすることが多い。双極性障害と比べると、うつ状態、躁状態ともに長い病相をもたない。そのときどきの状況の影響を受け、感情の起伏が変化する。

併存

複雑性PTSD（心的外傷後ストレス障害）

過去のつらい体験での恐怖が消えず、日常生活に支障が生じる。生育過程で、親の不在や離婚、親同士のけんかの仲裁役を負わされる、親の顔色をうかがい続ける、親からのモラハラ・DVを受けるなどが影響。いじめなどの反復的・持続的なトラウマ体験も関係する。

併存

AD/HD（注意欠如・多動症）

神経発達症群のひとつ。幼い頃から刺激に反応しやすく、感情の起伏が激しい。落ち着きがなく、注意がそれやすい。また作業に没頭し過集中になりがちな面も。相手の感情を読めずに、対人関係でトラブルを起こすことも。双極性障害と併存することがある。

Part2

治療の基本

命を守るために、薬を正しくのみ続ける

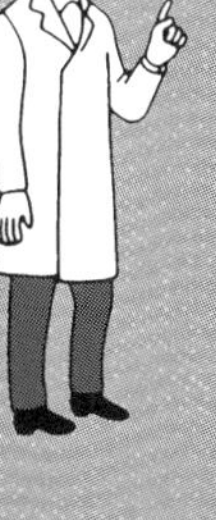

まず躁状態、うつ状態の
症状を薬で落ち着かせます。
その後も服薬を続けることで、
躁うつの波をおさえていきます

薬で気分の波をしずめ、死の危険を遠ざける

2週に1回の診察と毎日の服薬

双極性障害の治療は薬が基本。主治医とのやりとりだけで治すのは困難です。まず薬で症状を落ち着かせ、最初は１～２週間に１回程度受診します。うつ状態では３か月程度の休養も必要。症状がやわらぐと薬を中断する人が多いので、病気と治療について学び、落ち着いてきたら心理教育も始めます。

軽躁状態

受診し、体調を管理

放置すると躁うつの頻度が高まり、サイクルが早くなる。本人、周囲が異変に気づき、受診するのがベスト。うつに転じないよう服薬を続ける。

躁状態

入院して治療することも考える

躁状態では、暴力や浪費等でトラブルを起こすことも。社会的信用を失い、本人も不利益を被る。服薬は必須。症状が激しいときは入院措置も。

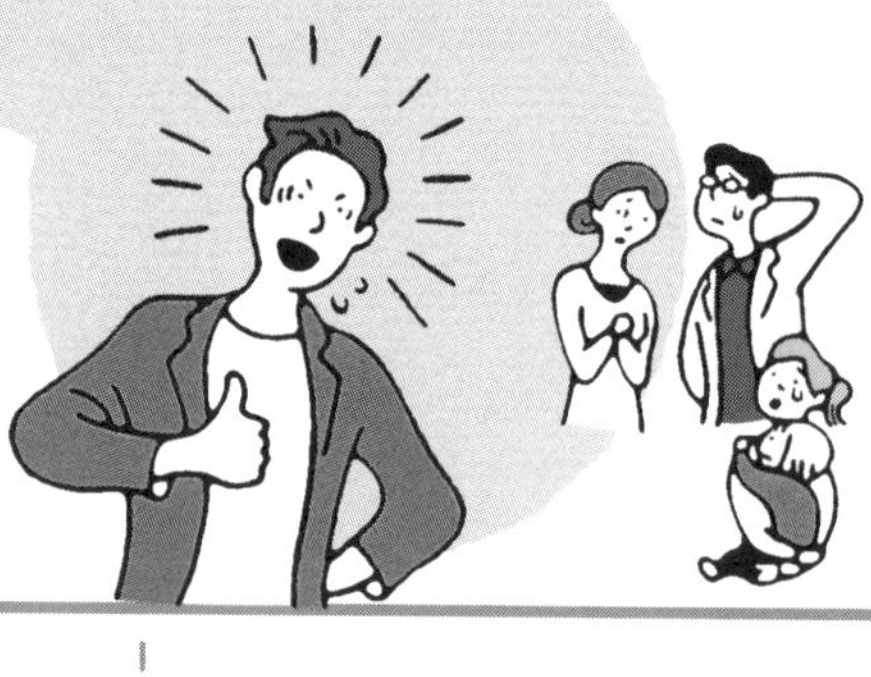

うつ状態

その他の治療法

反復経頭蓋磁気刺激療法（rTMS療法）

うつ病に対してのみ有効。頭部にコイルを当て、前頭葉に電気的な刺激を与える。薬物療法に反応しないうつ状態に対して用いられる。

電気けいれん療法

頭に通電する治療法。躁状態より、おもに重症度の高い幻覚・妄想や自殺企図をともなううつ状態に用いられる。ただし治療の際は、入院する必要も。

\ 躁＆うつ＆寛解 /

その他の治療法

認知行動療法

治療者とのやりとりやワークなどで考え方のクセを知り、よりバランスのとれた見方にしていく（P24参照）。

うつを緩和、予防する効果、躁転を防ぐ効果が認められている。

対人関係・社会リズム療法（IPSRT）

社会リズムを整えるための社会リズム療法（SRT）と、対人関係の問題をとりあげ、ストレスを軽減、社会的な役割の変化に適応するための対人関係療法（IPT）をくみ合わせた療法。

症状を安定させ、躁うつが再び起こる「再燃」を防ぐのに有効。どの病相時でも、薬で症状が落ち着いてきたら、本人の同意のもとで始められる。

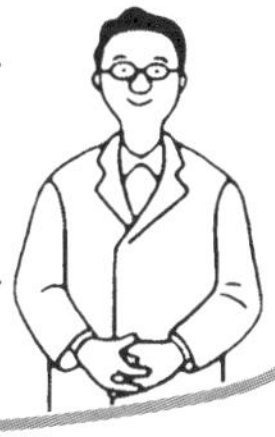

心理教育の効果と、
再燃予防効果が高い
治療法です。
Part3でくわしくご紹介します！

寛解期

気分を安定させるために予防治療を継続

寛解期には、再び躁うつが現れる「再燃」を防ぐために、服薬したり、治療者とのやりとりやワークの指導を受けたりし、安定した状態をキープしていく。

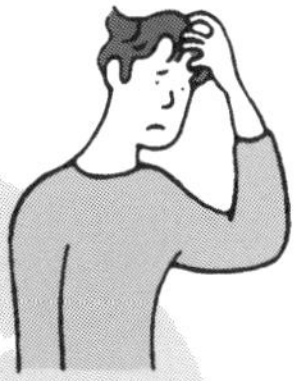

うつ状態

しっかり休める環境を整える

ストレスをとり除き、休息できる環境を整える。通院（ひどいときは入院）しながら服薬。最低でも改善に3か月程度かかる。自殺を防ぐために家族や周囲の協力も欠かせない。

Ⅰ型で、数回躁うつをくり返している人は、寛解期に予防治療を続ける。

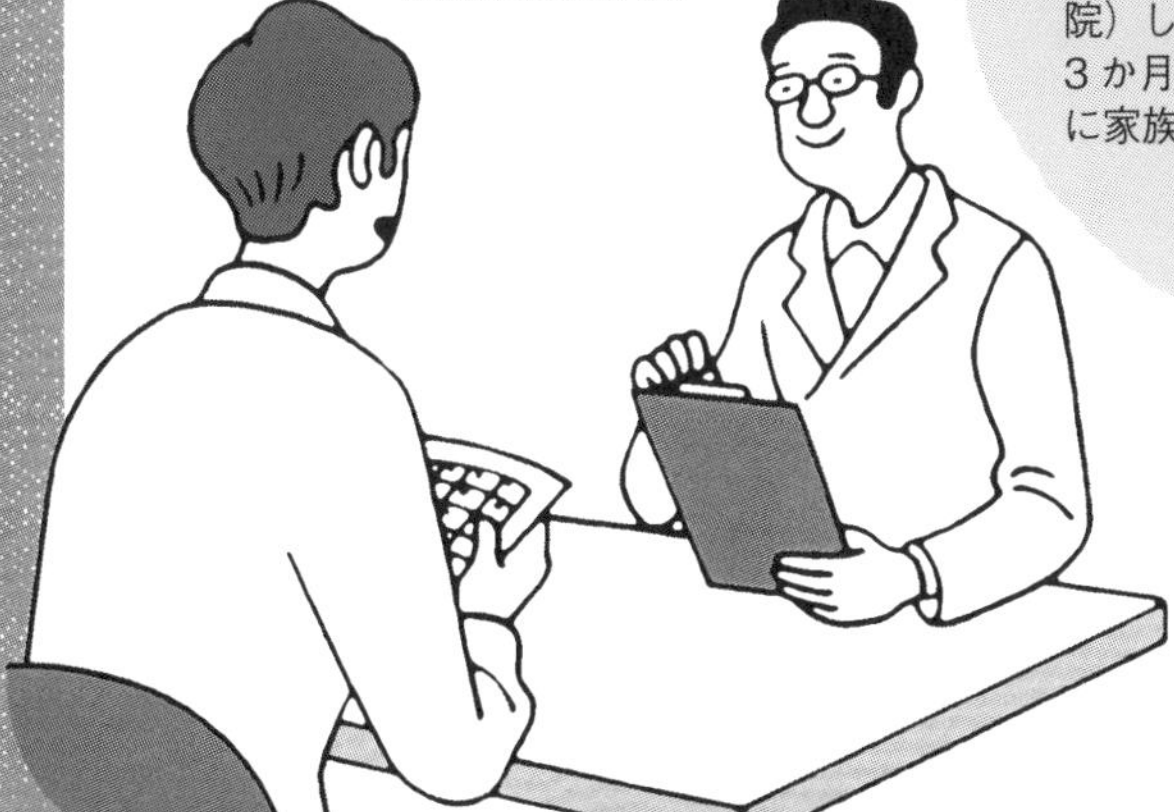

混合状態

薬の種類・量を調節

医師の指導のもと、薬のくみ合わせや量を調節することで対応していく。

気分安定薬が中心。量に注意し、忘れずにのむ

定期的な受診で量をコントロール

初めのうちは１～２週間ごとに受診し、医師と相談しながら薬の種類や量を細かく調節します。不眠など睡眠障害があれば、催眠効果のある薬も必要です。薬以外の治療法だけに頼るのは危険なので、副作用を恐れず、服薬を続けましょう。アルコールは行動の制御がきかなくなるので禁忌です。

気分安定薬

◎躁　◎うつ　○寛解

気分の波をおさえる、治療の中心となる薬

双極性障害のどの時期に対しても使われる薬。気分の波をおさえて安定させる効果がある。妊娠中・授乳中は注意が必要（P44 参照）。

リチウム

商品名：リーマス

オールマイティな薬だが量に注意

もともと自然界にあるミネラル成分のひとつ。低用量ではうつ状態に、高用量では躁状態に効果を発揮し、気分の波を安定させる。服用量のコントロールが重要で、定期的な血液検査が必要。

副作用

手の震えやのどの渇き、下痢、吐き気、頭痛やめまい、腎機能障害などの恐れ。２～３か月に１回、リチウムの血中濃度を測定しながら服薬（測定していないと、副作用が出たときに補償が受けられない）。

リチウムは水道水にも含まれています。双極性障害の増加は、私たちが市販の飲料水を飲むようになり、リチウム摂取量が減ったためだという論文まであるんです！

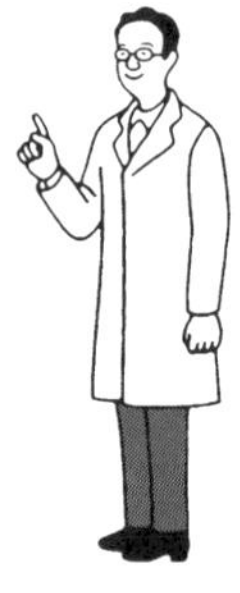

薬で躁うつが年４回以上？ ラピッドサイクラーに注意

１年間に躁（軽躁）とうつ状態を合わせて４回以上くり返す症状は、ラピッドサイクラー（急速交代型）と呼ばれます。薬に原因があることが多く、躁からうつに急転する場合は抗うつ薬の長期服用によるものと考えられます。躁転の原因のひとつにはリチウムの服用による甲状腺機能低下症があげられます。治療にはラモトリギンが有効ですが、副作用があるので慎重に投与します。I型の場合、入院して治療します。

バルプロ酸ナトリウム

商品名：デパケン

とくに躁状態を鎮静化

てんかんの薬。とくに躁状態をしずめる作用がある。また躁状態、うつ状態を予防する効果も。

副作用

肝臓障害を起こすことがあり、定期的な血液検査が必要。

カルバマゼピン

商品名：テグレトール

躁と一部のうつ状態に効果

てんかんの薬。躁状態を鎮静する作用がある。また一部のうつ状態にも効果がある。

副作用

まれに皮疹が現れることがあり、リチウムやバルプロ酸だけでコントロールできない場合に使用。

ラモトリギン

商品名：ラミクタール

うつ状態により効果が高い

もともとはてんかんの薬。リチウム（P30参照）と同様に気分の波をおさえる作用があるが、リチウムよりきき目は緩やか。躁状態よりうつ状態の改善効果が高く、Ⅱ型の治療に有効。

副作用

頭痛やめまい、吐き気、眠気などのほかに、皮膚粘膜眼症候群（スティーブンス・ジョンソン症候群）、中毒性表皮壊死症（ライエル症候群）という重い皮疹が起こることがある。のみ始めや、バルプロ酸とののみあわせの際は、医師の指導のもと慎重に。

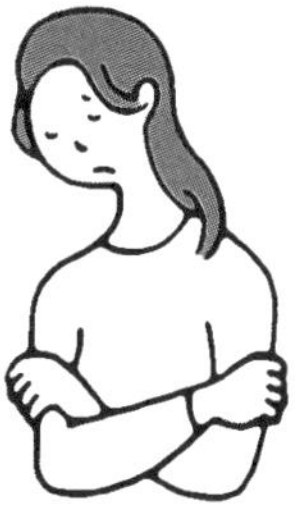

抗精神病薬

◯躁　◯うつ　◯寛解

イライラをしずめ、穏やかにする

躁の鎮静効果があり、睡眠導入剤を兼ねて処方されることも。
最近保険適用された新薬の登場で、より症状に合わせた治療が行えるようになった。

オランザピン

商品名：ジプレキサ

高用量で躁状態を鎮静化

少量では抗うつ効果（厚生労働省の適応ではうつ状態の改善）。実際には高用量で躁状態を鎮静化するために使うことが多い。

副作用

体重増加や糖尿病の誘発の恐れ。基礎疾患の有無を確認。

リスペリドン

商品名：リスパダール

鎮静目的で使われる

躁状態が著しいときに、鎮静目的で、また寛解期に安定状態を維持する目的で使用。少量ではうつ状態に効果があることも。

副作用

めまいや立ちくらみ、眠気、口の渇き、便秘や排尿困難など。

アリピプラゾール

商品名：エビリファイ

実際にはうつ状態にも使用

躁状態の改善目的での保険適用。ただ、抗うつ効果も高いため、うつ状態、うつ病にも使われる。

副作用

手足の震えやこわばり、勝手な動き（アカシジア）などが見られることがある。

クエチアピン

商品名：セロクエル、ビプレッソ（徐放性製剤）

抗うつ目的で保険適用

オランザピンのように、少量では抗うつ効果があり、ビプレッソは保険適用。大用量では躁状態の鎮静作用もある。

副作用

体重増加や眠気などが見られることがある。

その他

ルラシドン以外は、躁状態の鎮静に使うことが多い。

- クロルプロマジン（商品名：コントミン）
- ハロペリドール（商品名：セレネース）
- ゾテピン（商品名：ロドピン）
- レボメプロマジン（商品名：ヒルナミン、レボトミン）
- ルラシドン（商品名：ラツーダ）
  ※双極性障害のうつ状態にも効果あり

抗うつ薬

△躁　○うつ　○寛解

単体では使わない！　躁転に要注意

気分安定薬・抗精神病薬とともに使用する。
また、重度の躁状態に効果はない。共通する副作用は吐き気や攻撃性の増加。単体で使用すると躁転したり、躁うつを激しくくり返したりするようになることも。
急にやめると焦燥感の増加、知覚障害の危険も。

SSRI

（選択的セロトニン再とり込み阻害薬）

脳内の神経伝達物質セロトニンを増やし、抑うつを改善する働きがある。気分安定薬と併用することが多い。

- **フルボキサミン（商品名：デプロメール、ルボックス）**
- **パロキセチン（商品名：パキシル）**
- **セルトラリン（商品名：ジェイゾロフト）**
- **エスシタロプラム（商品名：レクサプロ）**

三環系抗うつ薬

古いタイプの抗うつ薬。双極性障害で使用すると副作用、とくに躁転の恐れがあり、基本的にあまり使用しない。

先発品のジェネリック以外はオリジナルを

　ジェネリック薬品は、薬剤自体は先発品と同じですが、コーティング剤や基剤は厚生労働省の審査を受けておらず、安価品が使われていることがあります。この場合、身体への入り方が微妙に異なります。ただし先発品をつくっている製薬会社のものは、先発品とほぼ変わりません。

SNRI

（セロトニン・ノルアドレナリン再とり込み阻害薬）

神経伝達物質セロトニン、ノルアドレナリンを増やし、抑うつを改善。躁転への注意が必要。

- **デュロキセチン（商品名：サインバルタ）**
- **ベンラファキシン（商品名：イフェクサー SR）**
- **ミルナシプラン（商品名：トレドミン）**

睡眠導入剤

○躁　○うつ　○寛解

うつ状態の不眠に使用

うつ状態の不眠に使うが、
重度の躁状態では効果がない
（抗精神病薬で代用）。
依存性は低いが、突然やめると不眠に。
減らすときは少量ずつ。

- **ラメルテオン（商品名：ロゼレム）**
- **スボレキサント（商品名：ベルソムラ）**
- **フルニトラゼパム（商品名：サイレース）**
- **レンボレキサント（商品名：デエビゴ）**

など

治療の目標設定

躁うつにふりまわされず、気長につき合っていく

双極性障害は放置すると重症化し、再発をくり返して悪化します。うつ状態がひどくなると自殺の恐れもあるので、早めに治療を開始することが大切です。

再燃させないように寛解の状態を維持する

うつ病の場合、治療の目的は「完治させること」ですが、双極性障害の治療の目的は「症状をコントロールすること」です。自分の症状を正しく判断するには、専門医による適切な治療が欠かせません。

例えば、まわりから見ると「ちょうどいい」と思えても、自分では「まだ不十分」と感じて焦り、うつ状態におちいることがあります。また、高すぎる目標に向かって走り続け、躁状態になる人もいます。

そのため、主治医と相談しながら治療の目標を明確にし、できるだけ長く、安定した状態（寛解期）を継続させていくことが必要なのです。

落ち着くのに3か月以上。社会復帰にはリハビリが必要

発症後、症状が落ち着くまでには3か月以上かかります。最近では、初期治療を少し長めに行うほうが効果的と考えられています。とくにⅠ型の場合、躁転時のインパクトが激しいので、注意を要します。

Ⅱ型の治療はⅠ型に準じます。Ⅱ型の場合、慢性うつ病やパーソナリティ障害と誤診されるケースも多く見られます。症状は似ていても双極性障害とは治療法が異なるため、長引くと悪化させてしまうことも。

うつ状態には、おもにクエチアピン徐放性製剤、オランザピンなどの抗精神病薬、リチウム、ラモトリギンなどの気分安定薬が用いられます。Ⅱ型では、リチウムとともに、抗うつ薬であるＳＳＲＩが短期的に使われることもあります。

双極性障害は、治り際に一時的に不安定になることがあります。とくに社会復帰の際に気分の変化が起こり悪化しやすく注意が必要です。

復職する場合、再燃を防ぐために体や気持ちを慣らしておく必要があります。新聞を読んだり、短い文章を書くなどのデスクワークや、電車に乗って通勤をするなどの練習も。医療機関や地域障害者職業センターなどで実施するリワークプログラムへの参加も役に立ちます。

職場復帰前にリワークプログラムに参加

リワークプログラムとは、精神疾患で休職した人の職場復帰を支援するプログラム。リワークとは return to work の略語です。医療機関や地域障害者職業センターのほか、企業内でも実施しています。また、精神科のデイケアで、認知行動療法や運動療法を受けることも可能です。

それぞれ対象者や目的が異なるので、主治医に相談し、適したものを受講しましょう。復職時のストレスをやわらげ、再発予防に役立ちます。

自殺の予防

薬で「死にたい」という気持ちをとり除くのがいちばん

双極性障害は、「死にたい」という希死念慮が強くなりますが、うつ病よりも行動に移す危険が高いので注意が必要です。

症状のアップダウンがそれほど激しくないⅡ型の場合でも、放置していると、症状をくり返すごとに重症化し、自殺の危険が高まります。

死因の約20％が自殺。精神科救急で対応する

双極性障害の場合、死因の19・4％が自殺によるものという統計があります。このため、希死念慮が最初から強い人は、すぐに入院できるように、入院施設のある医療機関を選ぶことをおすすめします。

もちろん、最初にかかりつけ医やクリニックで受診し、紹介状をもって別の病院に行くことはできますが、それでは時間がかかってしまいます。すぐに入院できずに入院待機状態になる恐れもあります。

一部の病院には「精神科救急」があり、そこで対応してもらえば、そ

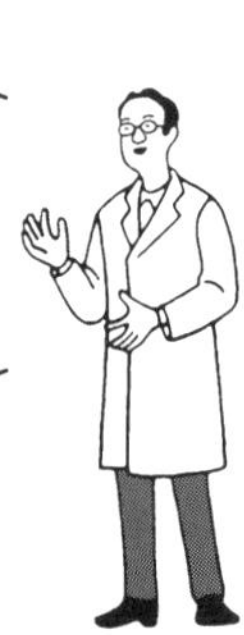
左ページのようなことに心当たりがあり、
強い希死念慮に襲われた経験が
ある場合は、
主治医に相談し、いざというときの
対応を決めておきましょう

のまま入院も可能です。うつ状態で希死念慮がある場合だけでなく、躁状態や興奮状態の場合も同じです。同時に、家族はかかりつけ医に診療情報提供書を依頼し、入院後、入院先の担当医に渡してください。

希死念慮が消えれば、スムーズに治療を続けられる

治療では、希死念慮をおさえることが最優先です。抗うつ薬の点滴や向精神薬の注射、服薬などの薬物療法が用いられます。

気分安定薬のなかで有効なのがリチウムで、希死念慮をおさえるのに効果的です。ただ、中毒症状が出るなどリチウムが合わずに、効果が現れない場合には、他の薬をくみ合わせます。また、希死念慮が強いあいだは、主治医との面接や看護師の見まわりを頻繁に行います。

希死念慮がなくなると、本人に治そうという意志が生まれます。すると、主治医や看護師とのあいだに、自然と信頼関係もでき、スムーズに治療が行えるようになっていきます。

症状が落ち着いたら、毎日の服薬を続けながら、心理教育も始めます。心理教育では、双極性障害という病気の全体像を学び、服薬を中心とする治療法を学んでいきます。同時に、自分の心身のリズムに気づくようになると、症状が悪化する前に対応できるようになります。

心当たりありませんか？

- ☐ 以前自殺を試みたことがある
- ☐ 血縁者に自殺をした人がいる
- ☐ 最近家族が亡くなっている
- ☐ 最近有名人、知人が自殺している
- ☐ 借金や失職などで経済的に立ち行かない問題を抱えている
- ☐ 自分を助けてくれる人をすぐ思い浮かべられない

再燃

何度もくり返しやすい。予防のための治療を受ける

双極Ｉ型障害の発症率は統合失調症と同程度。Ｉ型・Ⅱ型あわせると約2～3％で、うつ病（15％）に比べ発症率は低いのですが、注意したいのが再燃です。

双極性障害の再燃率は1年目で40％以上

双極性障害は薬で症状をおさえることができますが、残念ながら1年目で40％以上の人が再燃します。このため、症状がいったんおさまった後、治療の目標は「再燃を予防すること」になります。

再燃を予防するには、症状がなくても薬をのみ続けることが欠かせません。「症状が出てきたら薬をのむ」といった対症療法は禁物です。

なぜなら双極性障害は、再燃した回数が多いほど、再燃率が高まる傾向にあるからです。例えば、リチウムは効果的な薬のひとつで、再燃率を3～4割減少させることができます。ところが、躁病エピソードの回

数が増えれば増えるほど再燃率は上がっていき、再燃をくり返していると、薬をのんでも思ったような効果が上がらなくなってしまいます。

このため、できるだけ早いうちからきちんと服薬し、再燃を予防することが、なによりも大事なのです。

寛解後は正しく服薬するために、その他の療法も受ける

定期的に薬を服用するには、自らが病気を理解し、積極的に治療に取り組む姿勢が欠かせません。とくに重要なのは次のような点です。

❶本人だけでなく家族や周囲の人も病気を理解し、受け入れること
❷薬の作用や副作用について正しい知識をもち、きちんと服用すること
❸自分の状態をよく知り、観察して、変化に対応できるようにすること
❹心身のバランスをとり、生活のリズムを乱さないよう心がけること

こうしたことを理解してもらうには、主治医や薬剤師の服薬指導だけでは不十分なので、心理教育（P24参照）を行います。行わないと、薬を中断して再燃してしまうケースが非常に多く見受けられます。

寛解期に入り、心理教育を実施したあとも、服薬継続や経過観察のため、定期的に通院します。通院の頻度は、本人の特性や症状、過去の病相の回数などによって異なり、主治医と相談しながら決めていきます。

リチウム服用の有無と再燃率

リチウムの服用は再燃率を30～40％減少させることができるが、これまでの躁状態の回数が多いほど、躁状態が起こる可能性は高まる。

（出典：Royal College of Psychiatrists https://www.rcpsych.ac.uk/）

過去の躁状態の回数	翌年に躁状態が起こる確率	
	リチウムを服用しない場合	リチウムを服用する場合
1～2回	10%	6～7%
3～4回	20%	12%
5回以上	40%	26%

減薬・断薬

主治医の判断で用量を調節。血中濃度を適切に保つ

双極性障害は長期間服薬が必要です。「この薬でいいのだろうか」と心配になることがあるかもしれませんが、中断してはいけません。

突然やめれば1〜3か月後にぶり返す

同じ薬が大量に出されるなど、薬の量が多いと感じる人もいます。けれども、薬の量と強さは関係がなく、少ない量でも強い効果をもつものもあれば、多くのまないときかないものもあります。また、ミリグラム数が小さい粒はたくさんのまなくてはいけませんが、そのほうが量を微調節できるというメリットもあります。主治医は必要に応じて血液検査などを行い、薬の量を調節しながら血中濃度を適切に保っています。

ときに、添付文書の上限を超えた量が処方されることもあります。添付文書にはきちんと「症状・状態によって用量を変えることができる」と記載されています。主治医はつねに症状を見ながら薬を調節している

ので、それほど心配することはありません。

副作用が出たら主治医に話し、副作用をおさえる薬を出してもらったり、用量を減らしたりしてもらいましょう。ただし、導入初期に強い眠気が生じるのは副作用ではなく、治療の流れと位置づけられています。治らないうちに薬を突然やめると、1〜3か月後に再燃し、悪化してしまいます。自己判断で中断せず、主治医に相談してください。

治療に疑問を覚えたら、素直に主治医に話してみる

治療法に疑問をもったり、主治医に不信感を覚えたりしても、すぐに治療を中断することは避けましょう。次から次へと医師を変えるドクターショッピングは、症状を長引かせて悪化させるだけです。

もちろん、なかにはきちんと診断されず、適した治療が受けられないケースもあります。以前、ドクターショッピングのあげく私のところを訪れた方は、生育過程での環境や経験に起因する複雑性ＰＴＳＤ（Ｐ26参照）だとわかったのですが、説明すると、「初めて、ストンと理解できました」と、納得してくれました。

どうしても治療に納得できない場合には、主治医と話し合ったうえで、別の医療機関に相談するという選択肢も考えてみましょう。

これまでは新薬の開発が困難だった

双極性障害は、発症のメカニズムがわからず、新薬の開発が困難でした。このため使用されるのは、リチウムを除くと、てんかんなど、他の病気の薬にかぎられていました。

けれども近年、多くの抗精神病薬が開発され、双極性障害治療の新薬も増えてきています。

社会資源の活用

福祉のサポートを受けながら治療を継続する

病気のために休職や退職を余儀なくされた人のなかには、症状がおさまっても元の職場に戻れず、生活に支障が出る人も珍しくありません。

長期治療を続けるために障害年金や医療費の援助を

収入が減って医療費が払えず治療が中断したり、経済的な不安からストレスがかかったりすると、症状がどんどん悪化してしまいます。そうなる前に、市区町村の福祉担当窓口などに相談してください。

まずは、精神障害者保健福祉手帳を申請しましょう。手帳の交付を受けると、税制上の優遇措置や医療費の自己負担額軽減、交通機関の割引、生活保護障害者加算などの優遇措置を受けることができます。

また、障害者総合支援法に基づく障害福祉サービスには、居宅介護などの介護給付のほか、仕事のスキルを身につけ就労を支援する訓練等給付などもあります。年金の納付状況などの条件をクリアしていれば、国

【 精神保健福祉センター 】

各都道府県・政令指定都市ごとに1か所（東京都は3か所）。精神科医療、社会復帰の相談などに電話や面接で対応。デイケア、家族会の運営など各種の事業も。

◉全国の精神保健福祉センター一覧

URL　https://www.mhlw.go.jp/kokoro/support/mhcenter.html

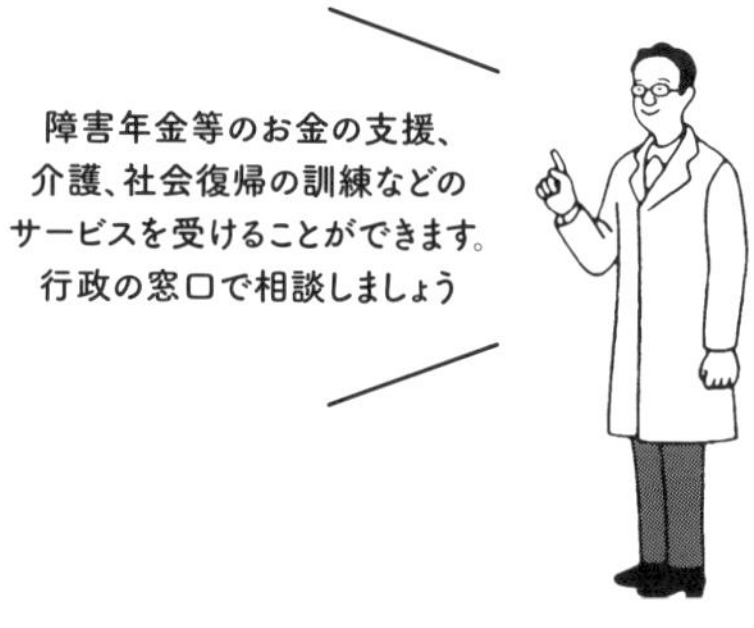
障害年金等のお金の支援、
介護、社会復帰の訓練などの
サービスを受けることができます。
行政の窓口で相談しましょう

民年金加入者なら「障害厚生年金」を請求することもできます。さらに、地域の精神保健福祉センターや保健所でも、精神的な疾患に関する医療や支援などについて、幅広く相談を受けつけています。本人だけでなく家族でも相談できます。

ひとり暮らし、重症なら訪問看護などのサービスを利用

双極性障害の人は、対人関係でトラブルを抱えやすく、家族や友だちとも疎遠になりがちです。しかし社会から孤立するほど、不安定になりやすいもの。訪問看護や訪問診療を利用することをおすすめします。重症で家から出られない場合はもちろん、自分で軽症だと感じていても、ひとり暮らしの場合には過信せず、主治医に相談してみましょう。医師や看護師が定期的に訪ねてくれるので、服薬管理や病状の観察だけでなく、他人と接点をもつことで精神的な安定を保つのにも役立ちます。

また、地域生活支援センターでは、障害のある人が地域で生活するためのサポートを行っています。利用者やスタッフとの会話や、地域社会との交流によって、徐々に社会への適応をうながしてくれます。社会復帰支援のために、精神保健福祉士などの専門スタッフが面談をしたり、対人関係の訓練を行っているところもあります。

【保健所、保健センター】

精神医療や福祉に関する電話や面談による相談。保健師、医師、精神保健福祉士などの専門職が対応。家庭への訪問も行う。

【地域活動支援センター、相談支援事業所】

地域活動支援センター、相談支援事業所などの相談機関。市町村の事業だが民間の事業所に委託。障害福祉サービスや地域の社会資源を活用するための情報を提供。

【市町村の福祉の窓口】

地域生活支援や精神保健、障害福祉サービス等の利用についての相談・手続き・調整を行う。自立支援医療（精神通院医療）の申請、精神障害者保健福祉手帳の申請も。

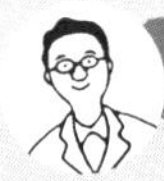

Doctor's VOICE

妊娠・出産にのぞむときは主治医に伝え、使用薬を変更

環境などの変化で、症状の急転も

双極性障害は20～30代の患者さんも多いため、妊娠中や妊娠する可能性のある女性の治療には注意が必要です。

例えば、妊娠・出産時にはホルモンバランスや環境の変化が、躁転やうつを引き起こすことがあります。出産後には再発率が高くなりますが、これは妊娠中に薬の使用を控えた影響とも考えられます。

このため、できれば産科は精神科のある総合病院を選び、産科と精神科の医師に連携してもらいましょう。

また、妊娠までに安心できる環境を整え、症状を安定させておくことも大切です。出産前に不安定になったときは、すぐ入院できる態勢にしておきます。

産後は、うつ病を防ぐために、保健所や実家の母親などの助けも借りられるようにしておきましょう。

胎児への影響。薬の副作用を確認

リチウムには心臓の奇形、バルプロ酸には脳の奇形や自閉スペクトラム症のリスクがあるとされ、妊娠中は禁忌です。

ラモトリギンやカルバマゼピンは、奇形や障害の頻度を増すとされます。ただしラモトリギンは、ほとんど影響なしという報告もあり、利点がリスクを上回れば投与することもあります。

授乳中にも、リチウムやバルプロ酸は避けるべきとされます。

クエチアピンも授乳で乳児に移行しますが、いまのところ有害だという報告はありません。

服薬方針は、こうした薬の作用を理解したうえで、医師と相談しながら決めてください。

Part3

対人関係・社会リズム療法

自分の波を把握し、
安定したリズムで毎日を過ごす

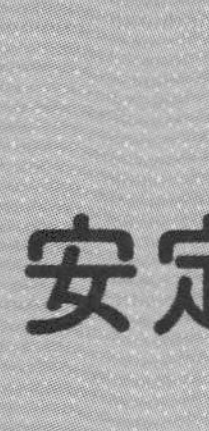

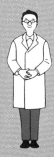

社会リズムを記録し、
対人関係の問題を解消することで、
気分にふりまわされずに
生活できるようになります

自分のリズムを知り、対人ストレスを減らす

うつをやわらげ、再燃を予防できる

対人関係・社会リズム療法（IPSRT）は、精神科医エレン・フランクによって米国で開発された精神療法。社会リズムを整えながら、対人関係と症状の影響を考え、対人関係への対応力をつけていく治療法です。治療の基本は薬ですが、IPSRTは薬物療法を支える効果があり、再燃予防にも有効です。

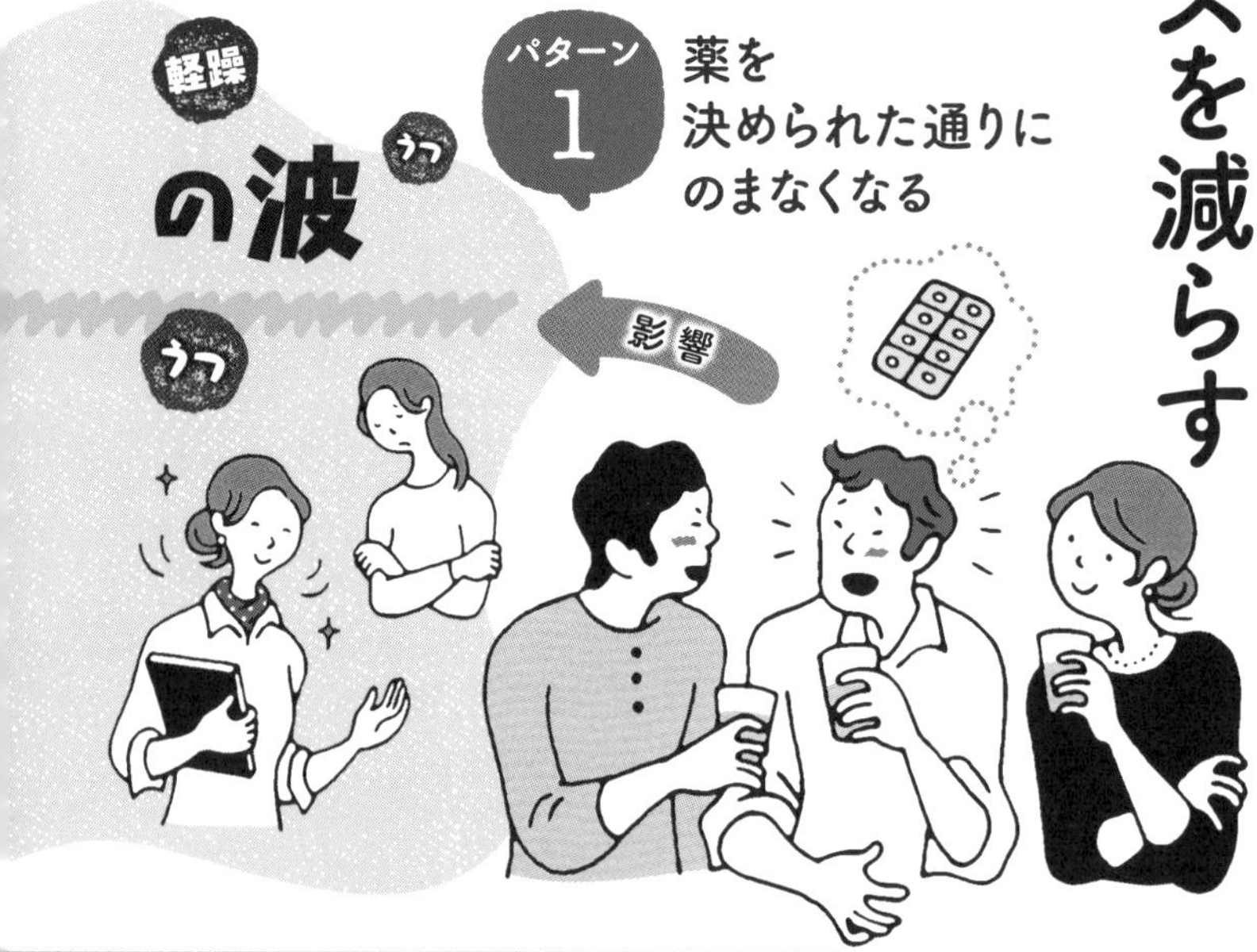

パターン 1
薬を決められた通りにのまなくなる

薬を決まった時間にのまなかったり、忘れてしまったり。また、自己判断での中断など。

IPSRT で気分の波をしずめよう

対人関係療法（IPT）

病気によって起こる対人関係の問題や、病気で失われたものをふり返る。治療者とのやりとりと、それにもとづいた実践を通して解決し、人生を前向きに考えられるようにしていく。

【対人関係療法の特徴】

- □ 対人関係上の問題を解決する。
- □ 社会的役割の変化に適応する。
- □ 双極性障害という病気および治療を受け入れる。

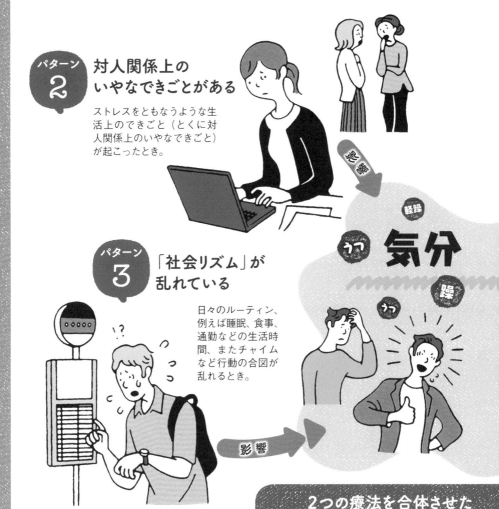

パターン2　対人関係上のいやなできごとがある

ストレスをともなうような生活上のできごと（とくに対人関係上のいやなできごと）が起こったとき。

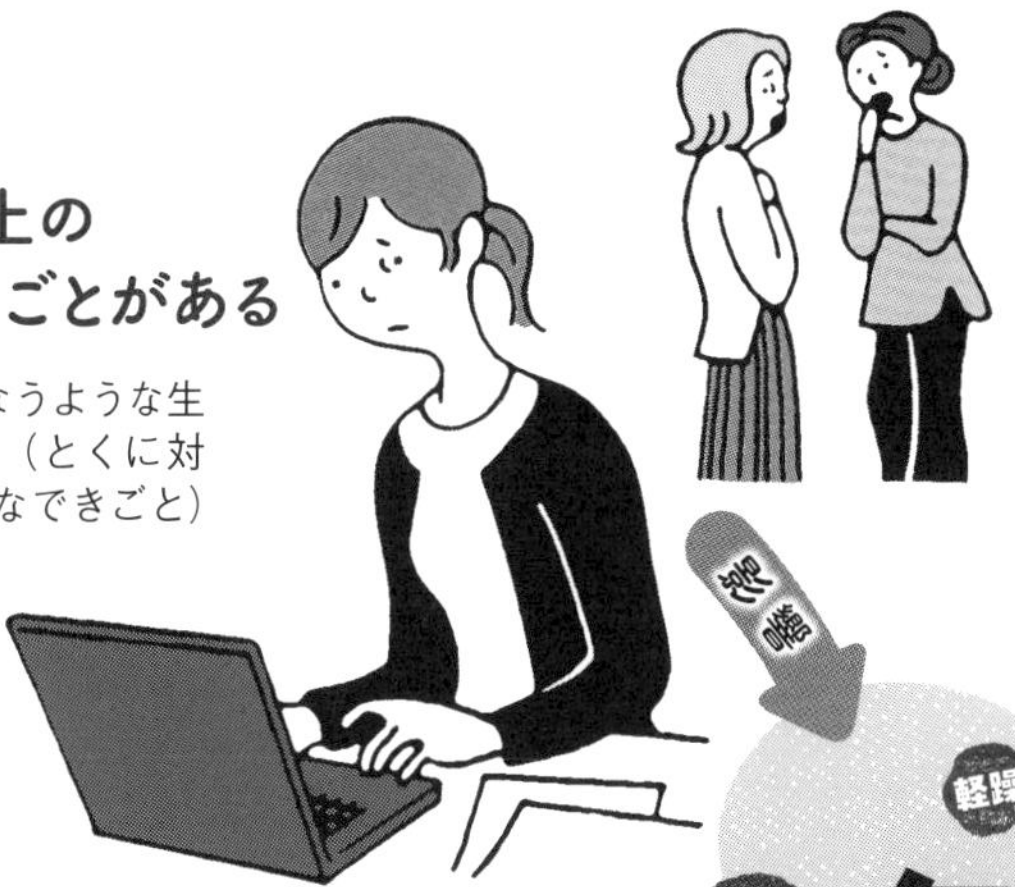

パターン3　「社会リズム」が乱れている

日々のルーティン、例えば睡眠、食事、通勤などの生活時間、またチャイムなど行動の合図が乱れるとき。

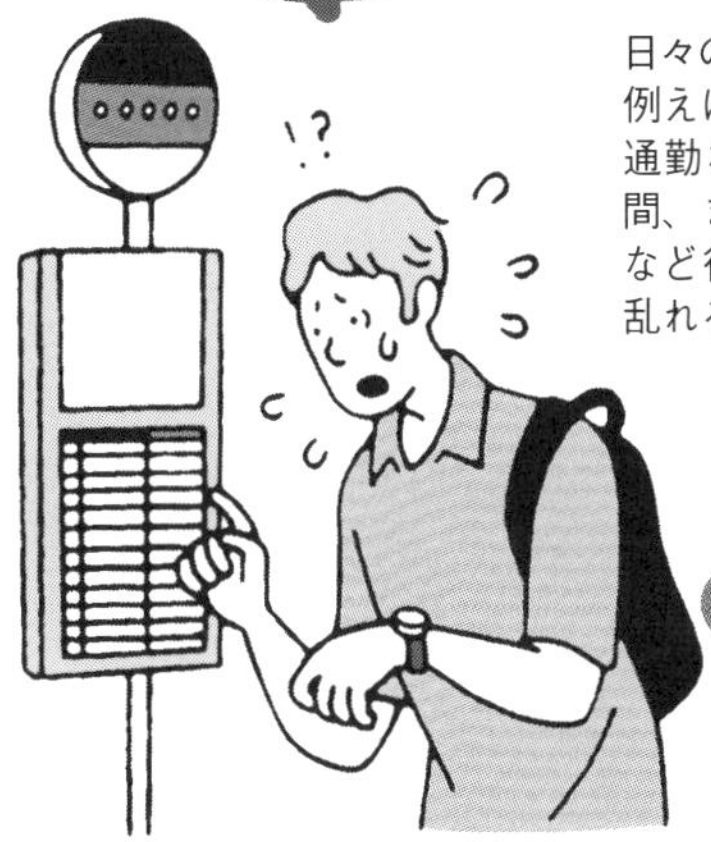

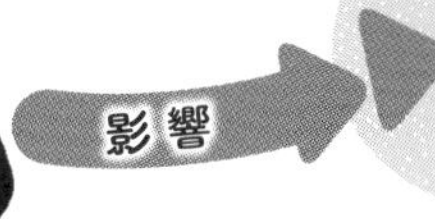

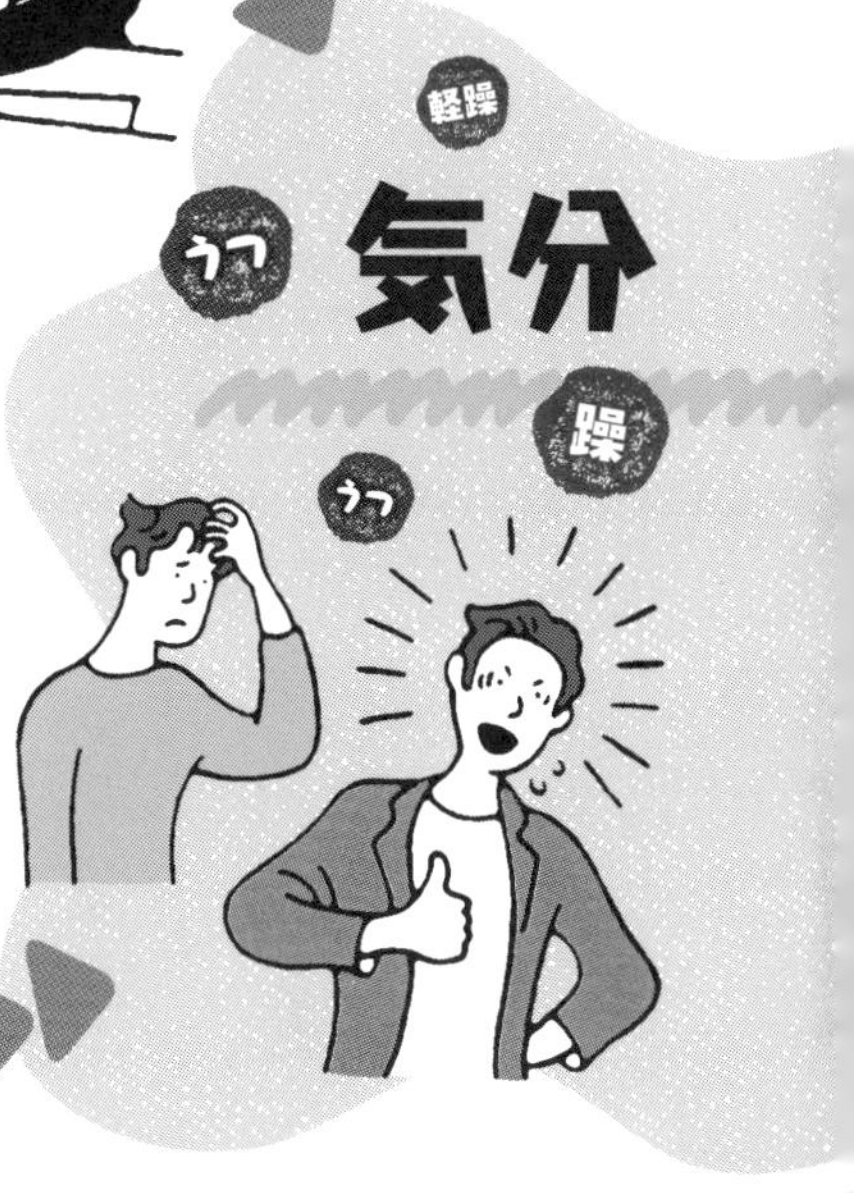

2つの療法を合体させた

社会リズム療法（SRT）

躁うつの症状は、ルーティンの変化で生じ、また症状そのものがルーティンに影響を与える。日々のルーティンを SRM（ソーシャル・リズム・メトリック　P56 参照）で観察し、気分にどんな影響があるかを探る。

【社会リズム療法の特徴】

- □日々のルーティンを規則的にする。
- □日々のルーティンと気分との関係を調整する。
- □SRMを用いてルーティンを客観的に観察する。

発症時の対人関係や気持ちを明らかにする

問題をふり返り、とり組む領域を決める

これまでどんなときに躁うつの波が起こったのかを、自分の発症のパターンから探ります。自分がどんな問題に直面したときに、調子を崩すのか、ライフチャートを利用してふり返ります。対人関係療法では左ページの３つの領域に絞って治療を進めます。まずは、発症に影響する問題を明らかにしましょう。

Question

どんなときに発症した？

ライフチャート（下図）で、躁うつの発症状態と、そのときのできごとを記し、そのときの気持ち、対人関係の影響についてふり返ってみる。これが治療のためのデータベースになる。

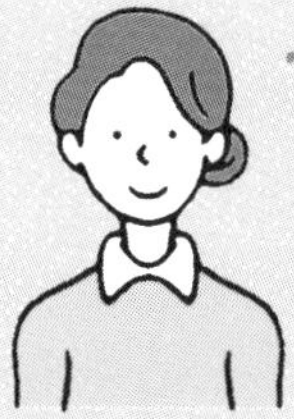

A子さんの場合

23歳	大学	高校	年齢
			躁
			うつ
●就職	●入学し、ひとり暮らし ●留年	●両親の離婚	できごと

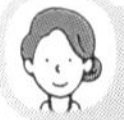

実家を出て自活し、生活が一変。バイトや勉強が忙しくて生活は乱れていました。広告制作会社に就職し、不規則な生活が続きました。

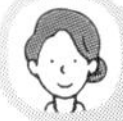

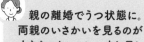

親の離婚でうつ状態に。両親のいさかいを見るのが大きなストレスに。また母と暮らし始め、家事の負担も増えました。

Question

現在、こんな問題を抱えていない？

どの領域に焦点を当て、自分の問題を考えていけばいいのか、明確にしていく。双極性障害ではとくに以下の３つの領域が焦点になりやすい。

健康な自己の喪失

病気である自分はいや？

双極性障害になったことで、健康な自分を失ったことへの悲哀を受け入れられないでいる。

- □躁状態、軽躁状態の自分が本来の自分だと思う
- □できない自分は許せない
- □双極性障害だという診断は受け入れたくない

➡P68参照

役割の変化

周囲との関係が変わった？

生活上の変化に対応できなくなり、周囲との関係が変わり、戸惑っている。

- □結婚、転職などで周囲との関係が変わった
- □移動や昇進、転居などで負担が増えた

➡P76参照

役割の不一致

期待にかなわなくてつらい？

双極性障害では本人と周囲とで期待する役割のズレが起こりやすい。

- □相手が自分に期待しているだろうことが、自分はできなかった
- □自分が相手に期待していたことを、相手はやってくれなかった

➡P72参照

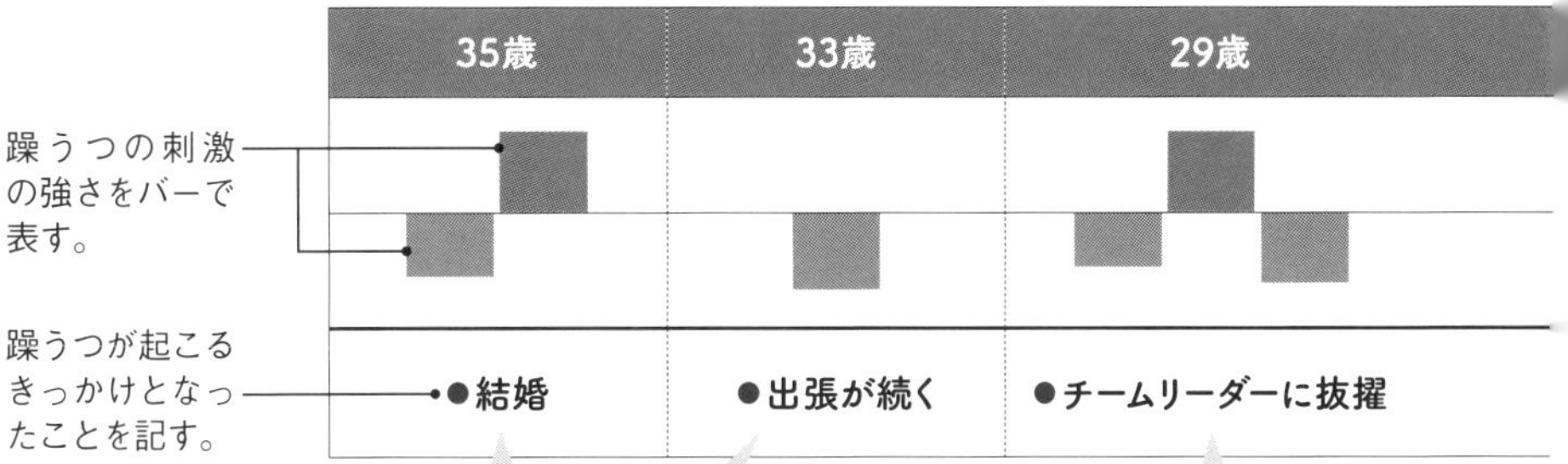

35歳
33歳
29歳
躁うつの刺激の強さをバーで表す。
躁うつが起こるきっかけとなったことを記す。
●結婚
●出張が続く
●チームリーダーに抜擢

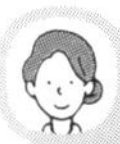

出張続きの33歳のときに、調子を崩しました。月の半分は地方。休みたい、落ち着きたい気持ちもあり結婚をしました。夫のことは好きですが、いつも人がいる生活は慣れなくて。

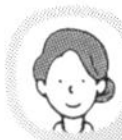

業務内容が変わり、プレッシャーが大きくて……。チーム内の年上の男性とぶつかることが多くて、毎日苦しかったです。

Lesson 1 解説

うつ状態や躁状態からの回復のし始めが、開始に適している

対人関係療法は、本人のモチベーションが高いときに始めます。うつ状態がひどくて頭が働かないときや、躁状態がひどいときは、まず薬で改善してから行います。

症状が落ち着き、本人が納得したら始める

もっとも開始に適しているのは、うつ状態や躁状態・混合状態から回復しつつあるときです。対人関係・社会リズム療法について説明し、本人が納得して「やりたい」と言ったら始めます。

躁状態から始めたときは、それが健康な自分だと思い込んでいるので、やりすぎに注意しなくてはなりません。後述する社会リズム療法をとり入れ、本人が社会リズムを確認することが大切です。こうしたやり方は、病気に対する意識を高めるので、心理教育としても有効です。

治療の初期のポイントは、ふたつ。対人関係療法で焦点を当てる領域

対人関係療法で扱う問題の4つの領域＋第5の領域

第4の領域	第3の領域	第2の領域	第1の領域
対人関係の欠如	役割の変化	役割の不一致	悲哀
他人との社会的関係が失われている問題。双極性障害ではまれ。不一致や変化による孤立の問題のほうが重要。	生活上の変化にうまく適応できていないことで、自分や周囲への基本的な信頼感を見失ってしまっている。 ※双極性障害にとくに関係する	重要な人に対して、こちらが期待している「役割」とその期待とのズレによって対人ストレスが生じる。 ※双極性障害にとくに関係する	重要な人の死をじゅうぶんに悲しめていない。喪失の傷から立ち直るプロセスを経験せず放置したことによる問題。双極性障害ではまれ。

を決定することと、社会リズム療法の目標設定を行うことです。

第5の領域＋アルファで問題について考えていく

対人関係療法で焦点を当てる領域は4つですが、双極性障害では「健康な自己の喪失」を第5の領域に加えます。うつ病などでは、病気になり、健康な自分を失ったことで悲嘆にくれるという問題を独立した領域とします。双極性障害は人によっては将来にわたって薬をのみ続けなければならない病気です。健康な自分が失われてしまったという喪失感、また、躁状態のときに現れる自分が「健康な自分」ではなかったという事実を受け止められないことがあります。躁状態を理想と考えず、新たに現実的な自分をつくることを意識しなければなりません。例えば、断るスキルを学んでやりすぎに歯止めをかけ、躁状態のレベルを下げられれば、新しい健康な自分をつくることができます。

双極性障害の治療は、この第5の領域をベースとし、＋アルファとして4つの領域からひとつ（多くは役割の不一致、役割の変化）の領域を選びます。実際の治療では、主治医や臨床心理士とのやりとりと実践が中心。週1回で16回程度行い、40～60％改善傾向にあれば、自力で改善できます。

実際の治療時間と内容

- **初期**　治療の土台づくり。理論を説明したり、病歴を聴きとり、心理教育を行う。（通常週1回、必要な場合はそれ以上）
- **中期**　社会リズムの調整と対人関係問題領域の解決（通常は週1回だが、状態が落ち着いていれば月1～2回でも可）
- **維持期**　再燃しないように、社会リズムの調整と対人関係問題へのとり組みを続ける（最終的に月1回へと回数を減らす）
- **終期**　治療の終了。（3～4か月に1回、本当の終了時は月1回）

1回50分のやりとりと実践。一般の対人関係療法では初期の1回から終期までに16回を要する。双極性障害の場合、維持期に月1～2回など徐々に回数を減らし、期間をあけながら終了も状況に合わせる。

双極性障害にのみ関係する

第5の領域

健康な自己の喪失

双極性障害の診断により健康な自分を失った感覚があり、病気である自分を受け入れられずにいる。人生が絶望的に感じる。

ライフイベントで自分のリズムが乱れることを自覚する

自分の躁うつを招く「刺激」を探る

人は、太陽の光や食事、通勤など同調因子と呼ばれる外部からの刺激により、体内時計を24時間に保ち、社会リズムを調節しています。ところが双極性障害の人は、刺激に即応しづらく、すぐリズムを崩してしまいます。IPSRTでは心理教育を行い、社会リズムを安定させ、発症や再燃を防ぎます。

Question

こんなパターンに心当たりは?

ライフイベントによって同調因子が変化すると、脳や身体のリズム（体内時計）が乱れ、調子を崩してしまう。刺激が相互に変化を生み、影響することで発症、再燃しやすくなる。

対人関係と社会的役割に影響を与えるライフイベントで生活にストレスがかかる。ルーティンになっていたことが乱れる。

ライフイベント

「転職した!」

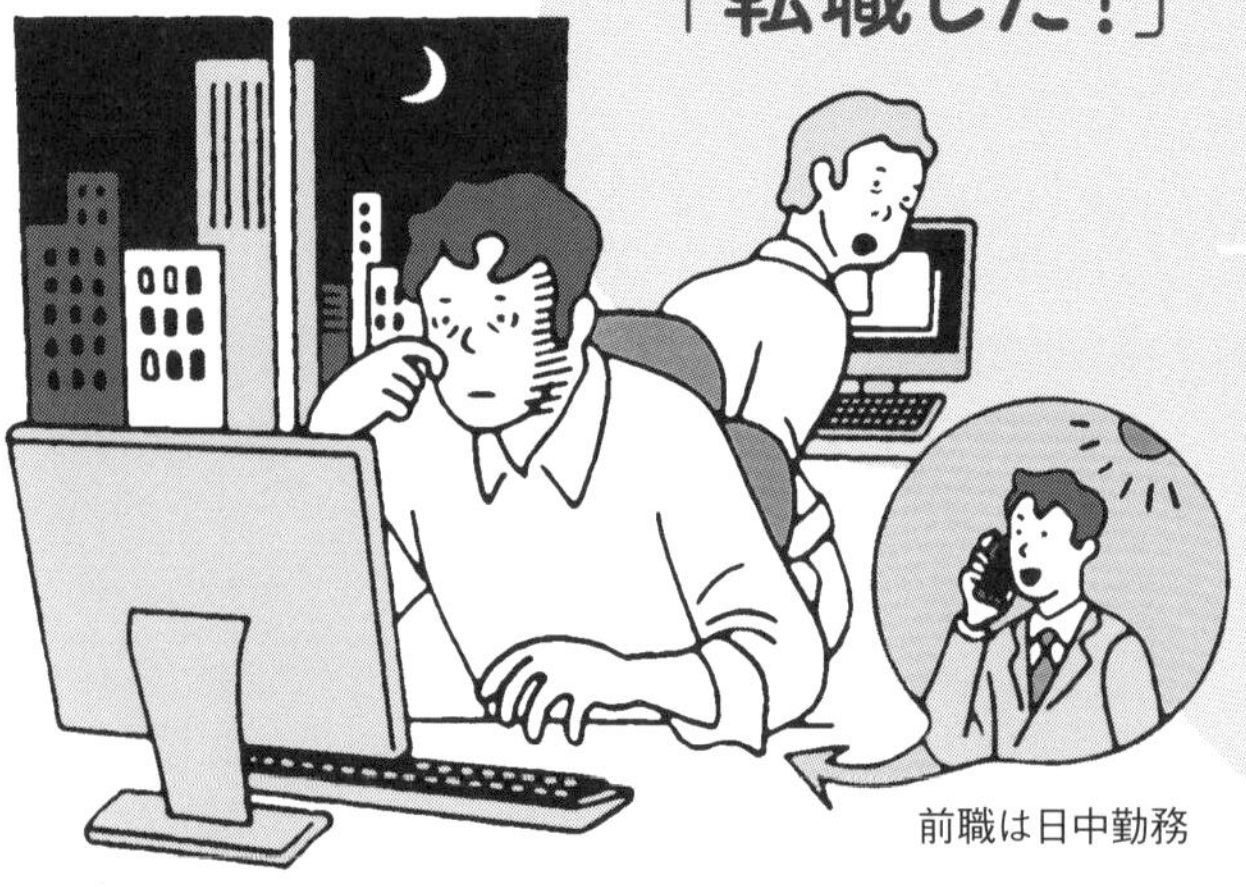

前職は日中勤務

例えば……

- □転勤した
- □昇進した
- □結婚した
- □子どもができた
- □介護が始まった
- □転居した

など

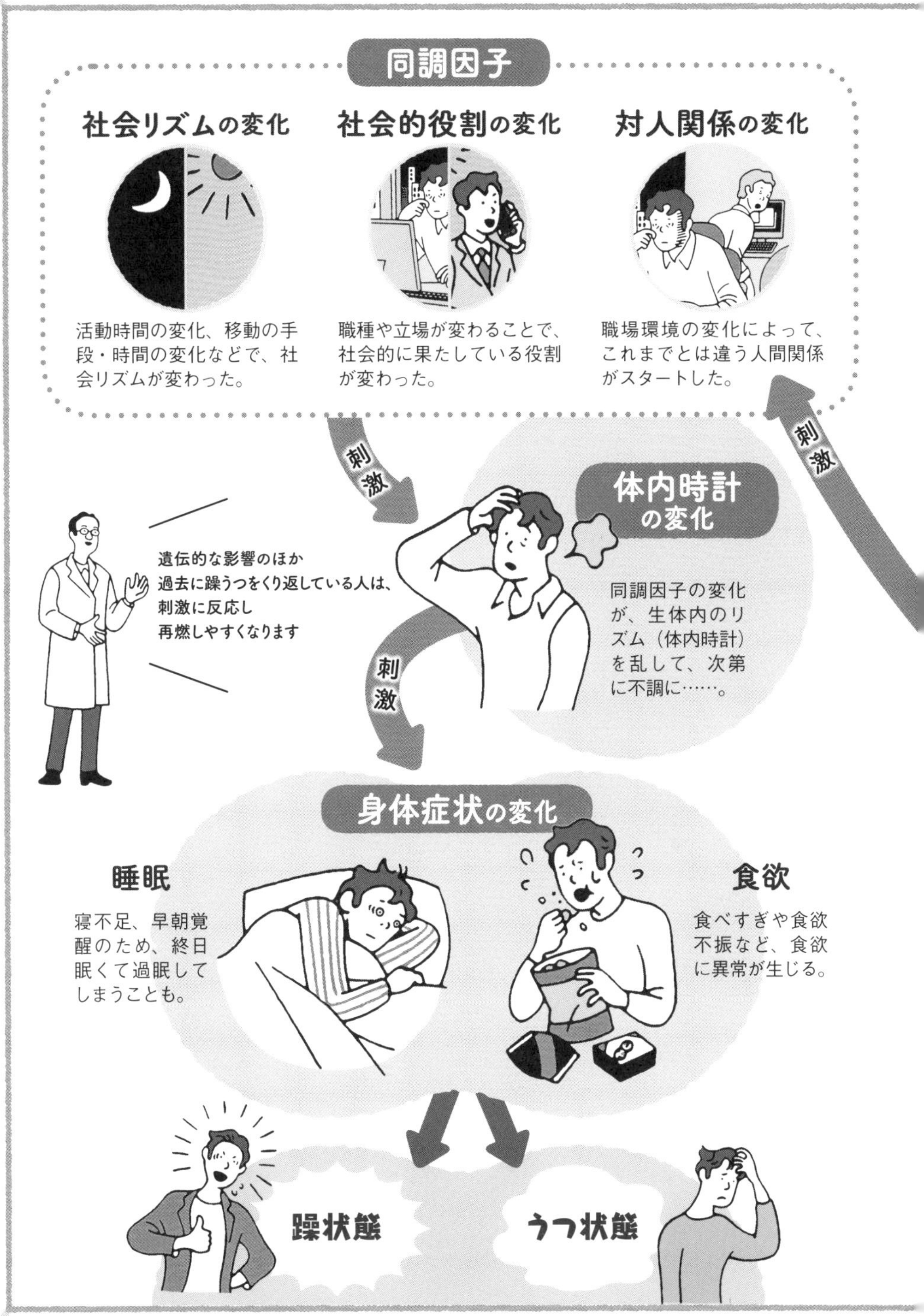

同調因子
社会リズムの変化
活動時間の変化、移動の手段・時間の変化などで、社会リズムが変わった。
社会的役割の変化
職種や立場が変わることで、社会的に果たしている役割が変わった。
対人関係の変化
職場環境の変化によって、これまでとは違う人間関係がスタートした。
刺激
刺激
体内時計の変化
同調因子の変化が、生体内のリズム（体内時計）を乱して、次第に不調に……。
遺伝的な影響のほか
過去に躁うつをくり返している人は、
刺激に反応し
再燃しやすくなります
刺激
身体症状の変化
睡眠
寝不足、早朝覚醒のため、終日眠くて過眠してしまうことも。
食欲
食べすぎや食欲不振など、食欲に異常が生じる。
躁状態
うつ状態

Lesson❷ 解説

思わぬことが、悪化や再燃の引き金になる

人間は、体内時計により約24時間周期で睡眠と覚醒をくり返しています。しかし、じつは人が生来もつ体内時計の周期は25時間。外部からの刺激によって24時間に調整して暮らしています。

リズムの変化、刺激の強弱で躁、うつを発症

体内時計を調整する外部刺激は、同調因子と呼ばれています。同調因子のうちもっとも強いのは、光です。また、仕事や学校などの社会的要因、温度や騒音などの外的環境も関係します。夕暮れに流れる「夕焼け小焼け」のメロディや、テレビの夜のニュースなどの社会的合図も、体内時計をセットする役目を果たします。

転職や結婚などなんらかのライフイベントにより同調因子が変化すると、体内時計が変化し、社会リズムが崩れます。通常は数日で回復しますが双極性障害の人はこうした変化に弱く、躁やうつを発症しやすくな

マウスの実験でわかった体内時計の変化と躁状態

体内時計を変異させたマウスには、過活動や睡眠障害、多幸感が見られるほか、わるい結果に終わる可能性の高い活動を過剰に行ったり、薬物を乱用するなど、躁に近い症状が現れることがわかっています。体内時計のリズムの乱れは躁を引き起こしやすいと推察できます。

この状態をおさえるには、気分安定薬で使われるリチウムとバルプロ酸が効果的。さらに社会リズムを整えることも有効だと考えられます。

ります。一般に、刺激が強すぎると躁状態になるリスクが高まり、刺激が少なすぎると、うつ状態になるリスクが高まると考えられます。

また睡眠不足や時差ぼけが躁転につながることもわかっています。標準時間帯の異なる地点に飛行機で移動する場合、東に向かうと躁になりやすく、西に向かうとうつになりやすいという研究報告もあります。

心理的ダメージがなくても躁うつが起こる

一般的に身近な人の死などは、喪失感からうつ状態におちいりやすくなります。双極性障害の場合、例えば配偶者の死は喪失感に加え、ルーティンの崩壊によっても発症リスクを高めます。妻を亡くした夫は、妻がつくった食事をともに食べるというルーティンを失い、社会リズムが大きく変化するからです。昇進やオフィスの移転のように、心理的なダメージがないことでも発症リスクは高まります。役割や環境の変化という刺激に対応できないためだと考えられます。

こうしたことからＳＲＴでは、社会リズムの安定を重視します。

夜勤でも、同じ時間帯ならリスクは低いのです。認知行動療法では、夜勤で朝帰りになることが「悪」と感じる認知パターンに焦点を当てます。ＳＲＴでは毎日同時刻に帰宅しているのかに焦点を当てます。

ルーティンを乱すできごとに注意！

- □引っ越して駅が遠くなり、朝が早くなった
- □時刻表が改変され、出勤時間が変わった
- □出張ばかりしている（とくに海外で時差ぼけが起こる）
- □海外で暮らし始めた
- □勤務のシフトが変わった
- □オフィスが移転した
- □近所で大規模な工事が始まった
- □防災チャイム放送の時刻が変わった
- □犬が死んで、散歩の日課がなくなった
- □コーヒーメーカーが壊れて、朝コーヒーを飲まなくなった　など

ソーシャル・リズム・メトリック（SRM）をつける

同調因子を記して気分を評価する

IPSRT（対人関係・社会リズム療法）のうち、社会リズム療法では SRM（ソーシャル・リズム・メトリック）という表を使います。双極性障害で用いるのは SRM－II（下記）で、最低 5 項目の活動項目について記します（5 項目でも難しい場合は、起床と就寝時刻、一日の気分だけでもかまいません）。

Question

自分のリズムを自覚できている？

1. 目標時刻と実際の時刻を記す **2.** 人からの刺激を記す **3.** 気分を記す この 3 つの手順で同調因子となりうる活動が気分に与える影響を数値化し、客観的に見ることができる。

水		木		金		土	
時刻	人	時刻	人	時刻	人	時刻	人
6:20	0	7:20	0	8:00	0	11:00	3
7:10	0	8:40	0	8:30	3	11:00	3
9:00	3	9:40	3	9:30	2		
22:00	0	23:00	3	20:00	3	20:00	3
23:40	0	2:00	0	23:30	3	1:00	3
+2		+4		+2		+3	

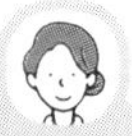

水曜日は地方へ出張。木曜日はたまった仕事を片づけるために深夜まで仕事をしました。

金曜日に彼の家に泊まりに行って、土曜日は終日デートでした。

活動内容をチェック！

以下の５項目が同調因子になりやすい。毎日チェックする。

❶起床した時刻
床から出た時刻（目が覚めた時刻ではない）。

❷人と初めて接触した時刻
「おはよう」などの言葉を交わした時刻。

❸社会活動を始めた時刻
仕事、学校、家事などを始めた時刻。

❹夕食をとった時刻
夕ご飯、夕食時の集いの時刻。

❺就寝した時刻
ベッドに入った時間（眠っていなくてもいい）。

2. 人からの刺激を記す

活動時に人から受けた刺激の程度を数値化して記す。

自分ひとりだった・・・・・・・0
人がただそこにいた・・・・・1
人が積極的に関わってきた・2
人がとても刺激的に関わってきた・・・・・・・・3

1. 目標時刻と実際の時刻を記す

目標とする決まった時刻と実際の時刻を記す。ルーティン化を目標とする（理想の時刻ではない）。

活動	目標時刻	日		月		火	
		時刻	人	時刻	人	時刻	人
❶起床した時刻	7:00	11:00	0	7:00	0	7:15	0
❷人と初めて接触した時刻	7:30	13:10	0	8:30	3	8:00	1
❸社会活動を始めた時刻	9:30			9:30	2	9:30	1
❹夕食をとった時刻	20:00	18:30	1	20:15	2	19:10	3
❺就寝した時刻	0:00	0:00	0				
気分 -5~+5		-1					

3. 気分を記す

一日の最後に、その日の気分を数値化して記す。

非常にうつ　－5
非常に高揚（躁）　＋5

Lesson③解説

厳密につけようとがんばりすぎないことが継続のコツ

SRMの記録は簡単なようでも、うつ状態がひどいときには大きな負担になりかねません。薬で症状が改善し、落ち着いた頃に始めます。

「模範的なよい人」を求めている表ではない

SRMの目標は、まず自分の日常生活を記録し、それが気分に与える影響を観察することです。「早寝早起き」のように模範的な生活を求めているわけではありません。目標時間も自分にとって納得してとり組みやすい時間を設定します。

仕事や環境によって、午後1時起床という人がいるかもしれませんが、午後に起きることがわるいからと思い、起床を朝9時に改める必要はないのです。いつも同時刻になるように努力することが大切です。

活動量と刺激がどのように気分に影響するかを知るためには、体調や季節の影響も観察する必要があります。そのためには、SRMを数か月

LINEなどのやりとりは影響があると見なす

SRMの「人と初めて接触した時刻」とは、一般的に「おはようございます」などの挨拶をした時刻です。電話やLINEのチャットのように相互性のあるやりとりは含まれますが、メールによる一方向からの発信、またLINEでもスルーされ、会話が成立しない場合は含まれません。

以上は続けなくてはなりません。習慣として、無理のない範囲で行ってください。

5項（P57参照）すべてを記入するのが大変なら、起床と就寝時間、そしてその日の気分だけでもつけてみましょう。最初からきっちりやろうとすると長続きしません。できる範囲で気楽につけましょう。

挨拶もしなければ「1」、叱責されたら「3」

点数のつけ方は、先に示した通りです（P57参照）。人に関しては、0と1は客観的に判断できますが、2と3は感覚的なものです。

会社に行って誰もいない部屋でひとりで仕事をしたなら0、同じ部屋で仕事をしている人がいても、とくに話をしなければ1です。同僚や上司と仕事について言葉を交わす時間があれば2、上司から叱責されて落ち込んだり、休憩や昼食時間などに同僚と盛り上がって会話したりすれば3、ということになります。

どこからが「刺激的」なのか迷うことがあるかもしれませんが、2については、ふだん通りの「マンネリ」にも近い会話、3については喜怒哀楽に富んだ会話やできごとといえるかもしれません。それほど厳密に考えず、あくまで自分の感覚で記してください。

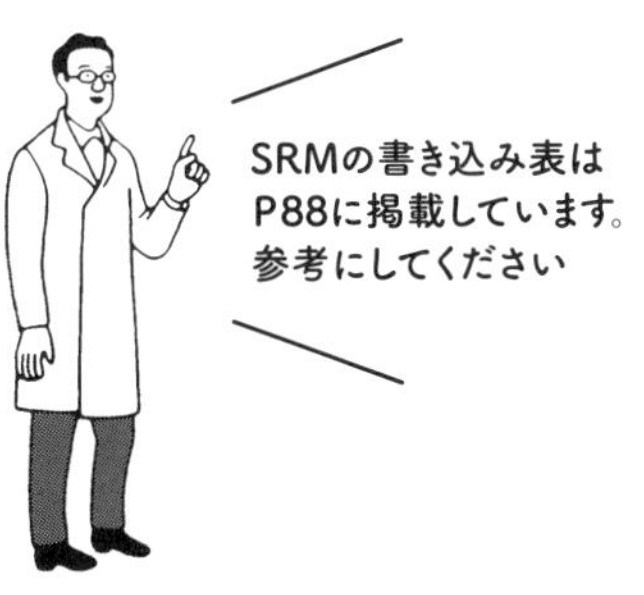
SRMの書き込み表は
P88に掲載しています。
参考にしてください

リズムの変化を予測し、対策を練る

睡眠と活動の刺激の変動に注目

SRMでは各項目の時刻が均一になることが重要。目標時刻は実現可能なものに設定します。

刺激が強すぎると躁状態、弱すぎるとうつ状態が促進されるため、どの程度の刺激や活動量で自分の気分が安定するのかを観察し、自分でルールをつくり線引きします。

Question
実現可能な目標時刻に設定している？

週ごとに設定するSRMの目標時刻は、ルーティン化可能な現実的な時刻にする。
「こうありたい」という将来の目標は別の紙に記入しておく。

［将来の目標時刻］

活動	目標時刻	日
		時刻
❶起床した時刻	6:45	11:0
❷人と初めて接触した時刻	7:30	13:0
❸社会活動を始めた時刻	9:30	
❹夕食をとった時刻	19:00	18:3
❺就寝した時刻	23:30	0:00
気分 -5~+5		-1

［その週の目標時刻］

活動	目標時刻	日		月	
		時刻	人	時刻	人
❶起床した時刻	7:00				
❷人と初めて接触した時刻	7:30				
❸社会活動を始めた時刻	9:30				
❹夕食をとった時刻	20:00				
❺就寝した時刻	0:00				
気分 -5~+5					

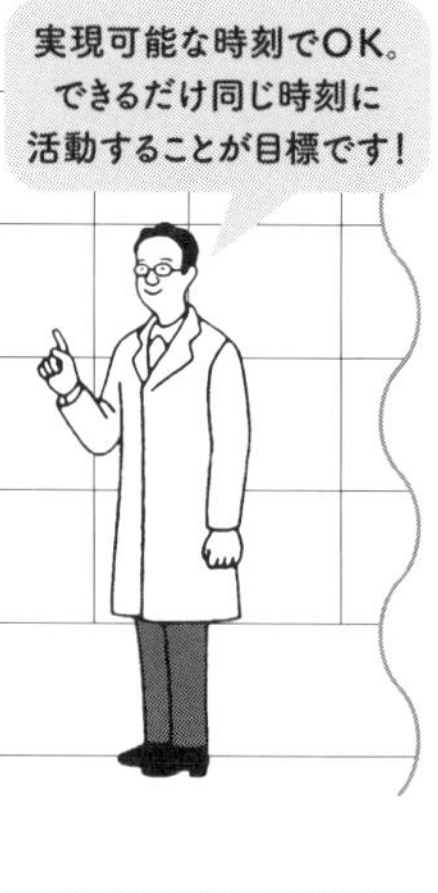
実現可能な時刻でOK。
できるだけ同じ時刻に
活動することが目標です！

Question

なにをすると、どの程度の刺激を受けるのか理解している？

SRMを使い、自分がどういう活動をしたときに、どの程度の刺激を受け、それが気分のバランスにどう影響するのかを確認する。一般的に刺激が低いほどうつ状態に、刺激が高いほど躁状態になりやすい。

刺激が多すぎる
刺激の程度
2
人が積極的に関わってきた
刺激の程度
3
人がとても刺激的に関わってきた
躁状態
刺激が少なすぎる
刺激の程度
0
自分ひとりだった
刺激の程度
1
人がただそこにいた
うつ状態

目指すは気分の安定
刺激
いつ誰とどんな活動を行ったときに、どの程度刺激を受けているのか？
活動
刺激が強すぎる、または弱すぎるのはどんな活動でどういう人と関わるときか？
バランス
躁状態、うつ状態におちいらないようにするために、活動内容と刺激量のバランスを見直す。

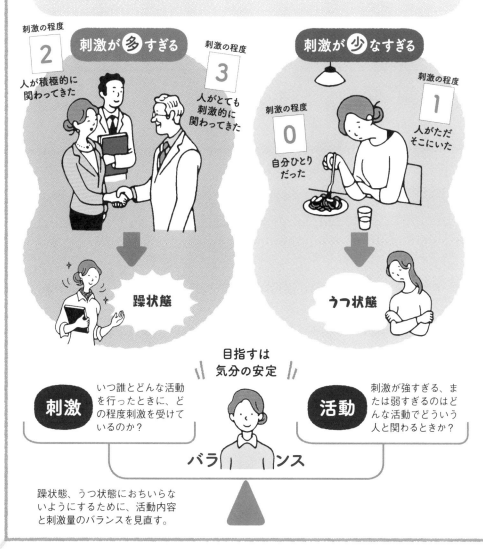

Lesson④ 解説

リズムを乱すことは避け、平穏な状態を保つ

社会リズム療法は、ＳＲＭを用いて社会リズムを安定化させることが目標です。それではなぜ、社会リズムの安定に注目することが、双極性障害の治療にそれほど大切なのでしょうか。

ＳＲＭからリズムの乱れを予測して避ける

いつ、どんな活動をして、どの程度の刺激を受けたかということは、気分に大きく影響します。とくに双極性障害の人は社会リズムの影響を受けやすく、刺激が少なすぎればうつ状態に、多すぎれば躁状態になる傾向があります。

気分を安定させるには、自分に最適な刺激の程度や活動量を知ることが必要なのです。自分のリズムを客観的にはかるために、ＳＲＭを使って社会リズムを記録し、気分との相関関係を見直します。

刺激や活動量と気分の関係を知ることができれば、あらかじめ行動を

Q. リズムが乱れるきっかけは？

- □労働時間
- □出張の多さ
- □通勤時間
- □責任の重さと範囲
- □ストレス
- □仕事、勉強の量や期限

躁うつが生じない程度に活動を調節

Q. どんな対人関係で刺激が増減する？

- □役割の不一致（相手の期待にかなわなくてつらい）
- □役割の変化（周囲との関係が変わった）
- □役割の不一致、役割の変化による孤立

対人関係療法で解決する

コントロールして、躁やうつを予防することができます。自分に適した仕事の量や労働時間が明確になれば、残業や出張の回数などを調節し、安定した状態を保つこともできるでしょう。

活動と刺激の最適なバランスを見つけ維持する

刺激や活動量の調節には対人関係の見直しが必要です。そのため後述するように対人関係療法の併用が欠かせません。なぜなら刺激を減らす際にも、ただ対人関係を断つのではなく、問題を解消しつつ、人から受ける刺激の強さや量を適度におさえることが求められるからです。

双極性障害の人は「無理がきかない」ので、最適なリズムをルーティン化することが大切です。仕事や生活上では、必ずしもルーティンが守れるとはかぎりません。そのようなときには、ルーティンに固執せず、周囲の理解を得ながらリズムを安定させる工夫が必要です。

また、周囲との関係や役割の変化によってストレスが増えたと感じる場合には、対人関係療法により、自分を支えてくれる人との話し合いを行います。ただし、こうした変化が生じる際には社会リズムも変化しやすいので、ＳＲＭを注意深く観察して社会リズムを安定させ、刺激を減らすことも忘れてはいけません。

予測できない離婚、失業……
こんなときこそSRMをつける

離婚や失業など予測不能な事態が生じると、社会リズムが乱れがちに。リズムの乱れは心身に負担をかけます。こんなときこそSRMをつけ、規則正しいリズムを保ちましょう。また、社会リズムの乱れは新たなエピソードの初期症状の可能性もあるので注意します。

睡眠パターンを見直し、ベッドで過ごす時間を改める

SRMで睡眠パターンを見直す

双極性障害では、睡眠不足が発症や再燃、悪化のきっかけになるため、睡眠がなにより大事です。

SRM で睡眠パターンを管理するとともに、ベッドで過ごす時間を見直すなど自分なりのルールをつくって、睡眠効率を改善しましょう。睡眠を整えると、一日の社会リズムが安定します。

Question

あなたの睡眠効率は?

睡眠効率は実際に眠っていた時間を、ベッドのなかで過ごした合計時間で割り、計算する。平均的な睡眠効率は約 85%（例：ベッドにいたのが 8 時間強、睡眠時間 7 時間程度）。それを下まわる場合は、睡眠パターンを見直す。

〈睡眠効率の出し方〉

実際の睡眠時間 ÷ ベッドにいた時間 ×100= 睡眠効率 ％

例）うつ状態のA子さん

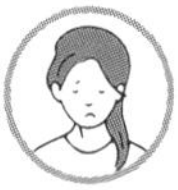

実際の睡眠時間 5時間 ÷ ベッドにいた時間 10時間 ×100= 睡眠効率 50%

例）躁状態のB男さん

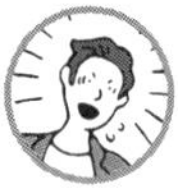

実際の睡眠時間 3時間 ÷ ベッドにいた時間 4時間 ×100= 睡眠効率 75%

平均睡眠効率 85%

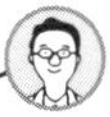

85％未満なら、ベッドのなかでの過ごし方自体を見直してみましょう！

Question

ベッドで寝る以外のことをしていない？

ベッドでの過ごし方を規定し、良質な睡眠時間を確保する。少なくとも7時間はベッドで過ごす。ベッドは睡眠をとるための場所（性交渉は例外でOK）。ベッドでなければできないことに限定する。睡眠効率を85%以上に保つよう心がける。

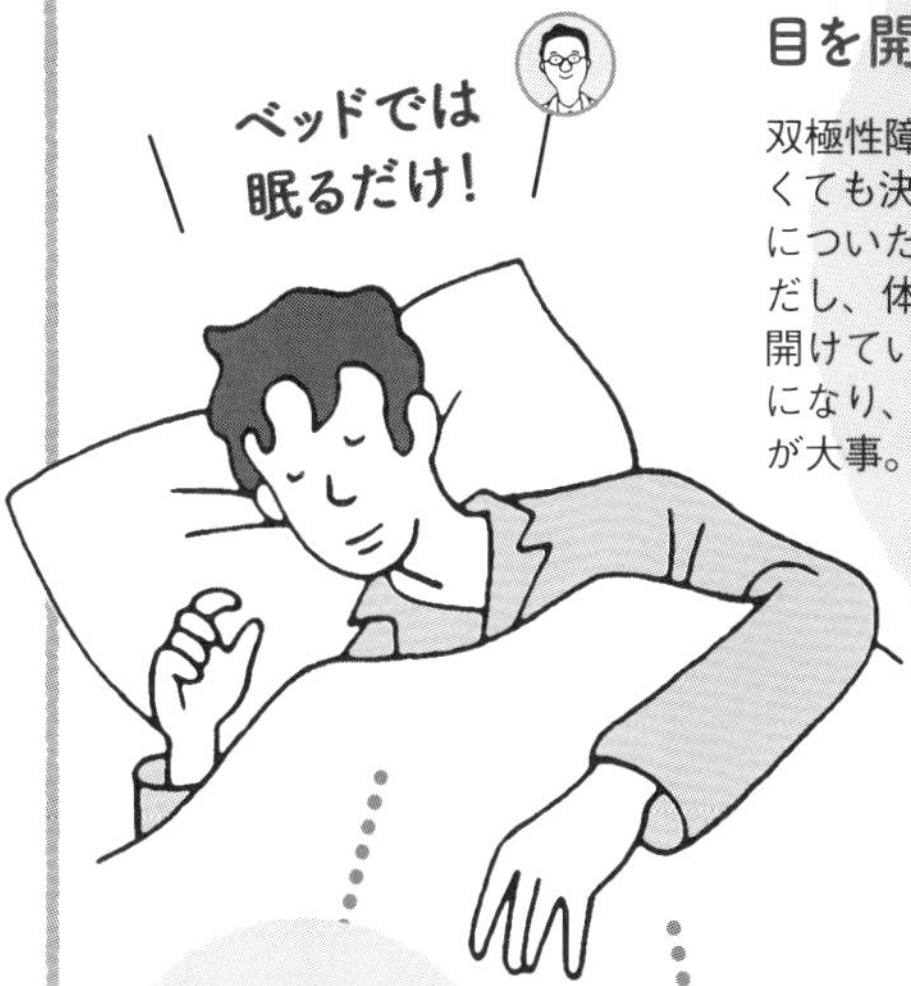
ベッドでは
眠るだけ！

ベッドで
最低7時間
過ごす

睡眠効率を
85%
以上にキープ

ベッドで体を起こし、目を開けて過ごす

双極性障害では、眠くなくても決まった時間に床についたほうがよい。ただし、体を起こし、目を開けているのはNG。横になり、目をつむることが大事。

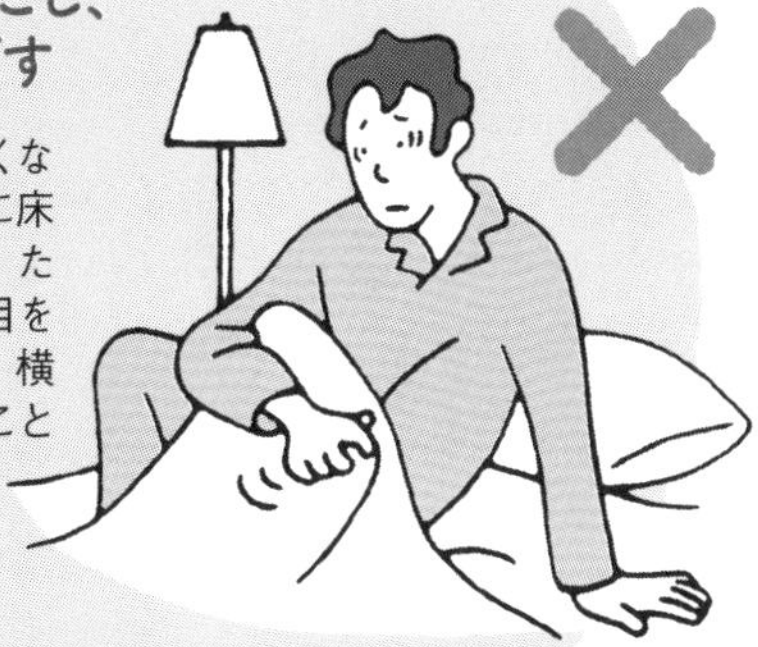

ベッドに入ってからスマホや雑誌を見る

布団やベッドのなかに入ってから、スマホを見たり、雑誌を読んだり、ゲームをしたりしてはいけない。より一層眠れなくなってしまう。

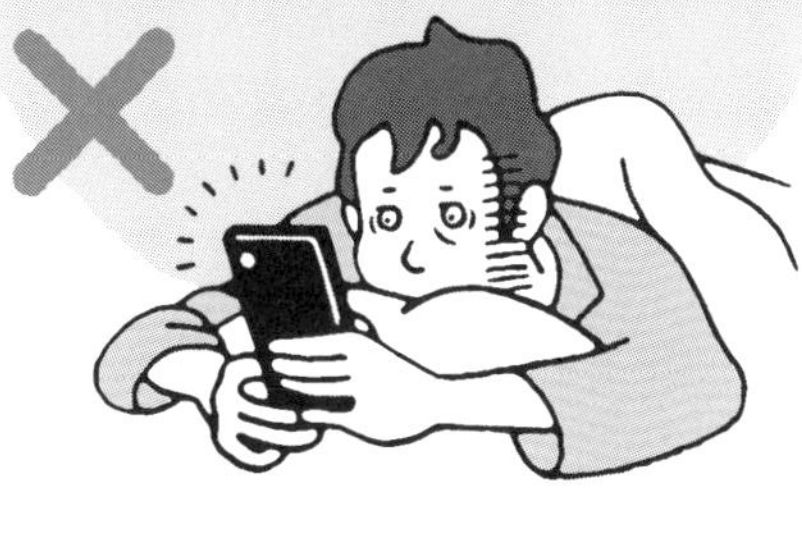

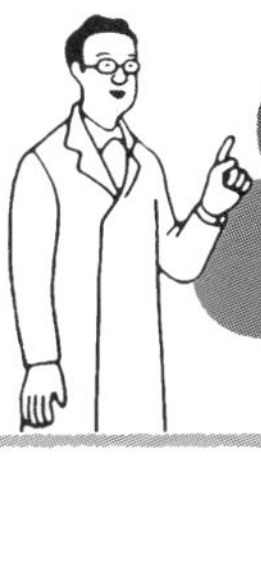
眠っていないにも
かかわらず、
だらだらと
ベッドで過ごすのは
やめましょう

原則

布団、ベッド＝睡眠の場所

Lesson 5 解説

睡眠障害は再燃を招く。とくに躁転に注意

精神疾患のほとんどは睡眠に問題が生じます。とくに双極性障害では、躁状態になるよりも、社会リズムが乱れ、夜も寝ないで活動することによる弊害がとても多く見られます。

症状が安定している時期こそ、睡眠管理が大事

なかでも睡眠障害が顕著なのは、双極Ⅰ型です。躁状態におちいっている人の大部分が「睡眠の必要性が減少する」と訴え、ほぼ１００％に不眠が生じると推定されています。

またⅡ型でも、病相と病相のあいだに著しい睡眠障害が生じます。睡眠障害は再燃のきっかけになります。寛解期にも睡眠管理が必要です。

もともと双極性障害の人は体内リズムが乱れやすく、睡眠障害を起こしやすいのですが、睡眠不足によって発症、再燃し、その影響で起こったできごとが睡眠不足を生んでしまいます。この悪循環を断つために

睡眠リズムが崩れるポイントを自覚

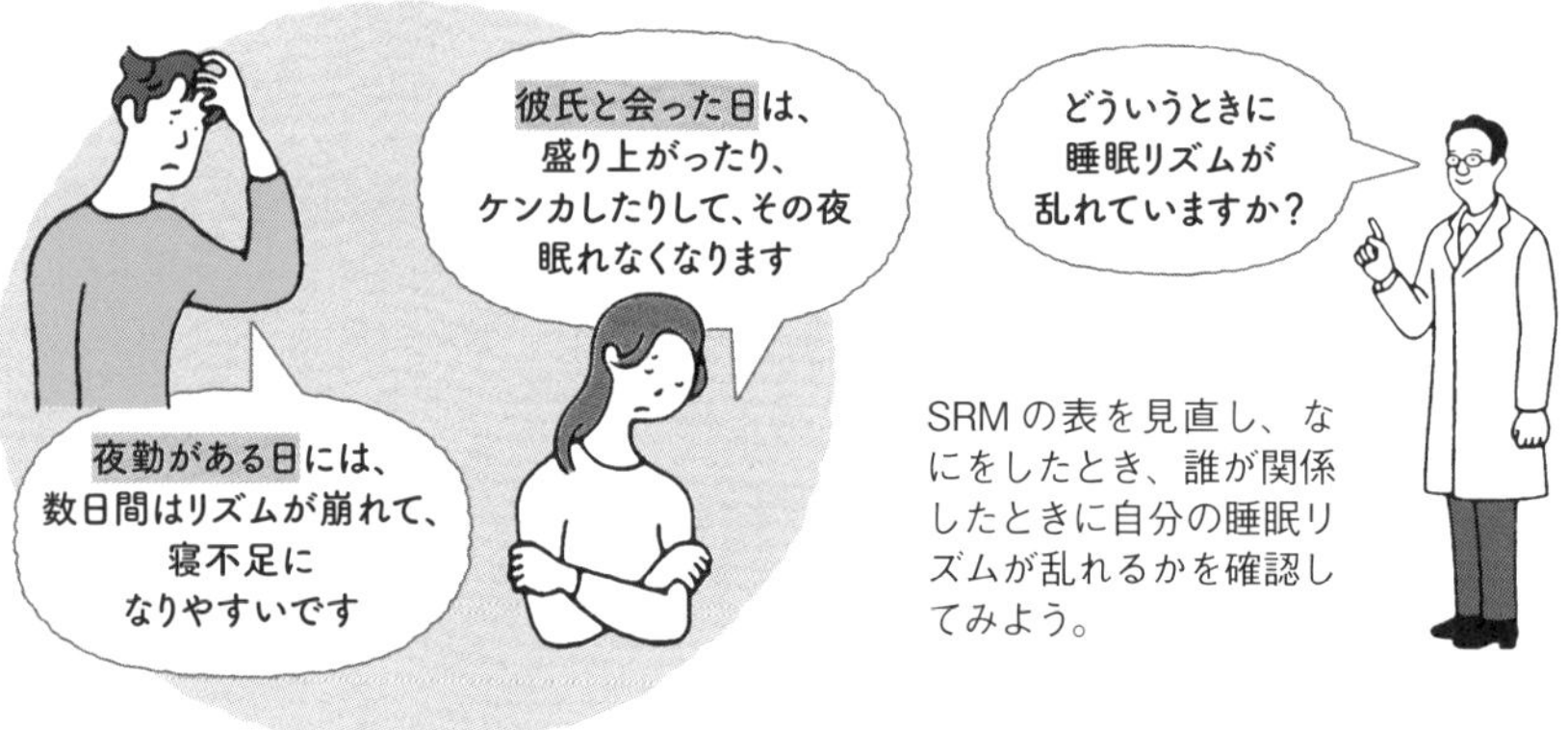
彼氏と会った日は、盛り上がったり、ケンカしたりして、その夜眠れなくなります
どういうときに睡眠リズムが乱れていますか？
夜勤がある日には、数日間はリズムが崩れて、寝不足になりやすいです

SRMの表を見直し、なにをしたとき、誰が関係したときに自分の睡眠リズムが乱れるかを確認してみよう。

も、症状が安定しているうちに、睡眠管理を行わなければなりません。

毎日の睡眠時間を管理するにはＳＲＭが有効です。睡眠の大切さを理解するため、睡眠の重要性についてきちんと理解することが不可欠です。

起床時刻が重要。睡眠効率を上げ、睡眠時間を一定に

睡眠の質やパターンを評価するには、睡眠効率（Ｐ64参照）を用います。睡眠効率が85％を下まわる人は、睡眠前後の習慣を改めたり、ベッドで過ごす時間を見直したりして改善をはかりましょう。

質のよい睡眠を得るには、就寝時間などのルーティン化も大切です。例えば、お風呂上りに軽くストレッチをし、静かな音楽を聴くなどの儀式的な営みを習慣にすると眠りに入りやすくなります。

とくに大事なのは、起床時間です。まず起床時間を定め、「朝、何時に起きるから何時に寝る」と、起床時間から就寝時間を決定しましょう。毎日同じ時間に就寝・起床することでリズムが整います。

朝は光を浴びることで体内時計がリセットされるので、目覚めたらベッドから出て、朝日を浴びましょう。寝ることを自分に強要するのではなく、「起きることを強要」します。

また、日中は体を動かし、昼寝を避けることも心がけてください。

快適な睡眠のための10か条

1. 決まった時間に起床して活動する（休日もリズムを変えない）
2. 起き上がったら太陽光を浴びる
3. 日中は体を動かす
4. 昼寝は午後3時までに30分以内で済ませる
5. 夕方以降はカフェインをとらない
6. 就寝前は活動的なこと、刺激的なことは避ける
7. 就寝前にアルコールを飲まない
8. 寝る前に儀式的な習慣をもち、就寝モードをつくる
9. 床についてからスマホや雑誌を見ない
10. ベッドに入ったら目をつむる

「双極性障害である自分」を受け入れる

喪失を認める悲哀のプロセスが大事

双極性障害では治療が長期に及ぶ可能性があります。症状が改善されている寛解期にも、双極性障害であることを意識し、自己管理をしていかなければなりません。このため IPSRT における対人関係療法で、まず「健康な自己の喪失」を受け入れる悲哀のプロセスを学ぶ必要があります。

Question

双極性障害だと告げられ、ショックを受けている？

双極性障害だということを主治医から告げられたときに、以下のような気持ちになり、「健康な自己」が失われたようなショックを受けていないか。

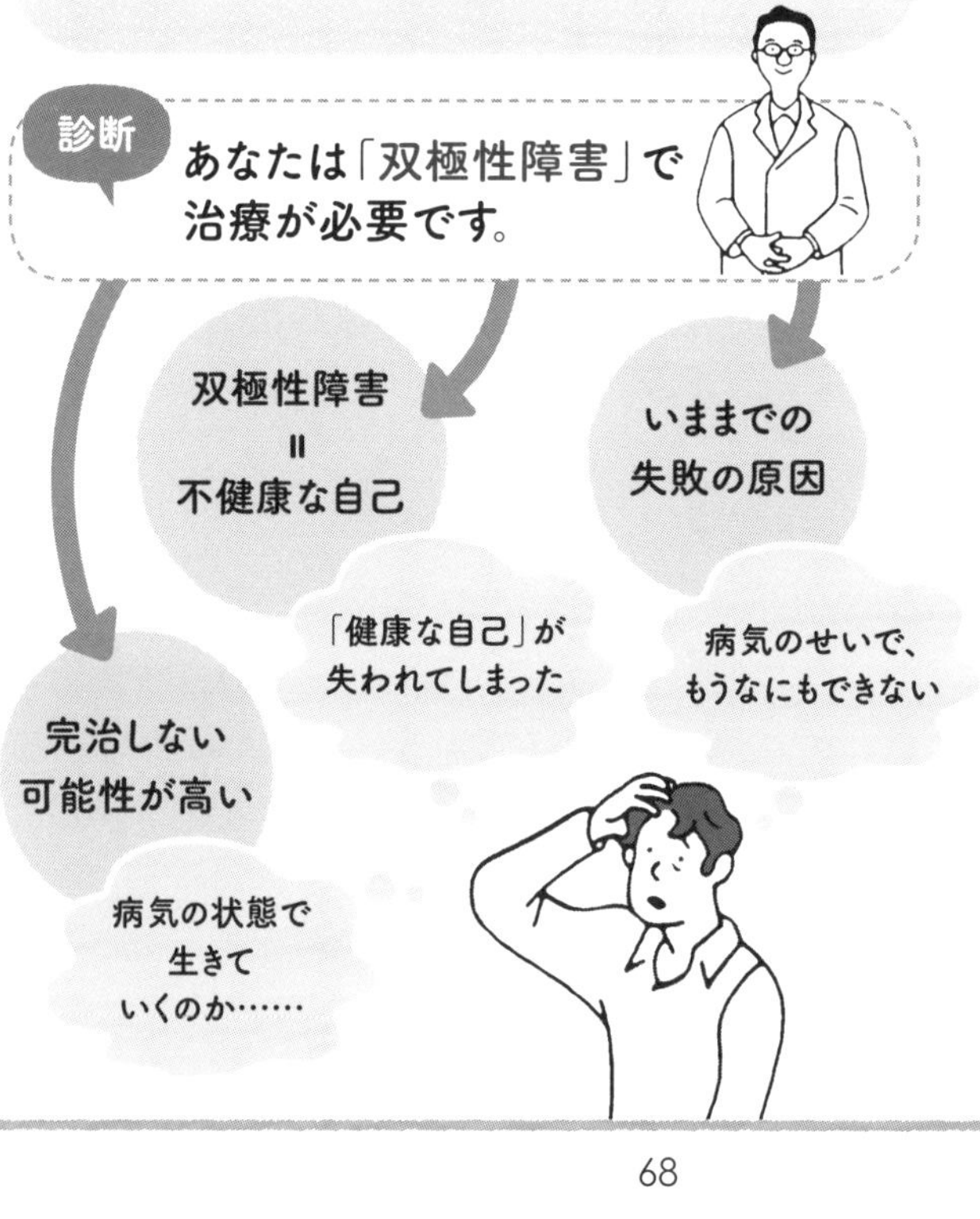
診断
あなたは「双極性障害」で治療が必要です。
双極性障害 ＝ 不健康な自己
「健康な自己」が失われてしまった
いままでの失敗の原因
病気のせいで、もうなにもできない
完治しない可能性が高い
病気の状態で生きていくのか……

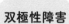

Question

「双極性障害の自分」を受け入れることができる？

それまで当たり前のように自分のものとして認識していた「健康な自己」が失われた、という事実を受け入れる。「悲哀のプロセス（P70）」を踏んで、その喪失を受け入れ、新たな自分をつくり出していく。

1「否認」の時期

病気を認めようとしない

「こんな病にさえかからなければ……」と否定したり「自分は特別な存在なんだ」と自分を特別視してみたりして、双極性障害であるという事実、つらい現実を受け入れようとしない。

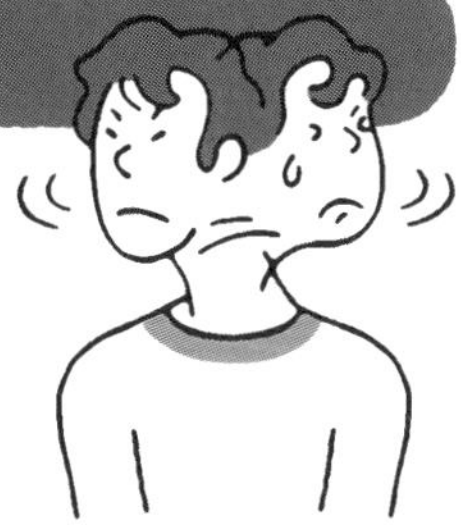

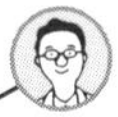

健康な自己を失い、
自分の人生が思わぬ方向に
変わってしまったという喪失感を
覚えるためです

2「絶望」の時期

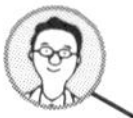

病気の受容が始まると、
過去にしてしまったことへの
後悔の気持ちがわくため、
絶望の気持ちが生まれます

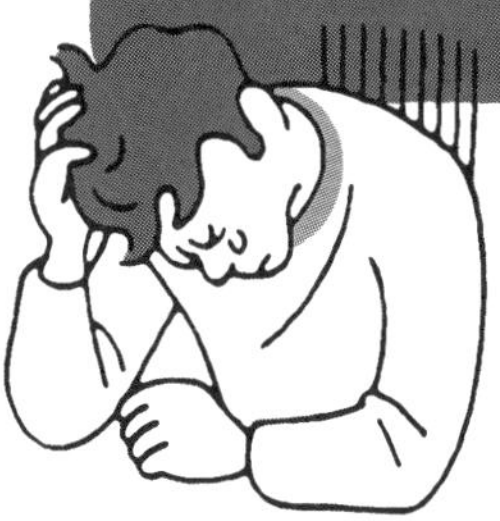

自分なんてもうだめだと思う

「健康に生きられないなら、意味がない」「この先もう生きていけない」などと、双極性障害以降の人生に絶望する。「よい人になるから健康にして」と条件をつけたりし、神頼みの気持ちになることも。

3「受容」の時期

健康だった自分を手放す

否認、絶望の時期を経て、双極性障害だということを認めることで、健康だった過去の自分への執着心が薄れていく。

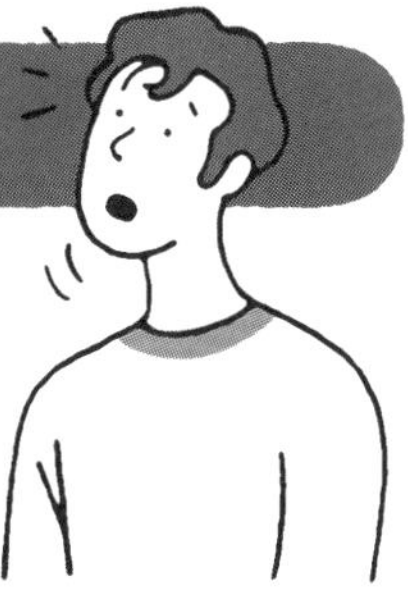

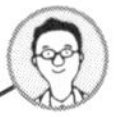

過去の自分を手放すことで、
新しい自分を築く
第一歩を踏み出すことが
できます

Lesson⑥ 解説

「健康な自己」の喪失から「新たな自己」を築いていく

双極性障害の治療で行うIPSRTの対人関係療法（SRT）には、「第5の領域」があります（P50参照）。双極性障害によって健康な自分が失われた事実を認められなければ治療に前向きにとり組めません。

「悲哀のプロセス」で、病気を認め、受け入れる

ここで行われるのは「健康な自己の喪失」をきちんと悲しむ作業。誰でも病気になれば、「健康な自己の喪失」を体験します。がんを宣告された人は、まず否認し、徐々に受け入れながら治療にとり組むようになります。このプロセスは「役割の変化」に分類されます。

双極性障害の場合、精神病ゆえに受け入れが難しいのです。本人でさえ、それまで精神病への偏見をもっていたかもしれません。また、症状に波があるため、寛解や躁状態では病気のことを忘れがちです。

一方で、この病気は一生治療が必要になることもあります。長くつき

いいわるいではなく、気持ちを表現することが大事

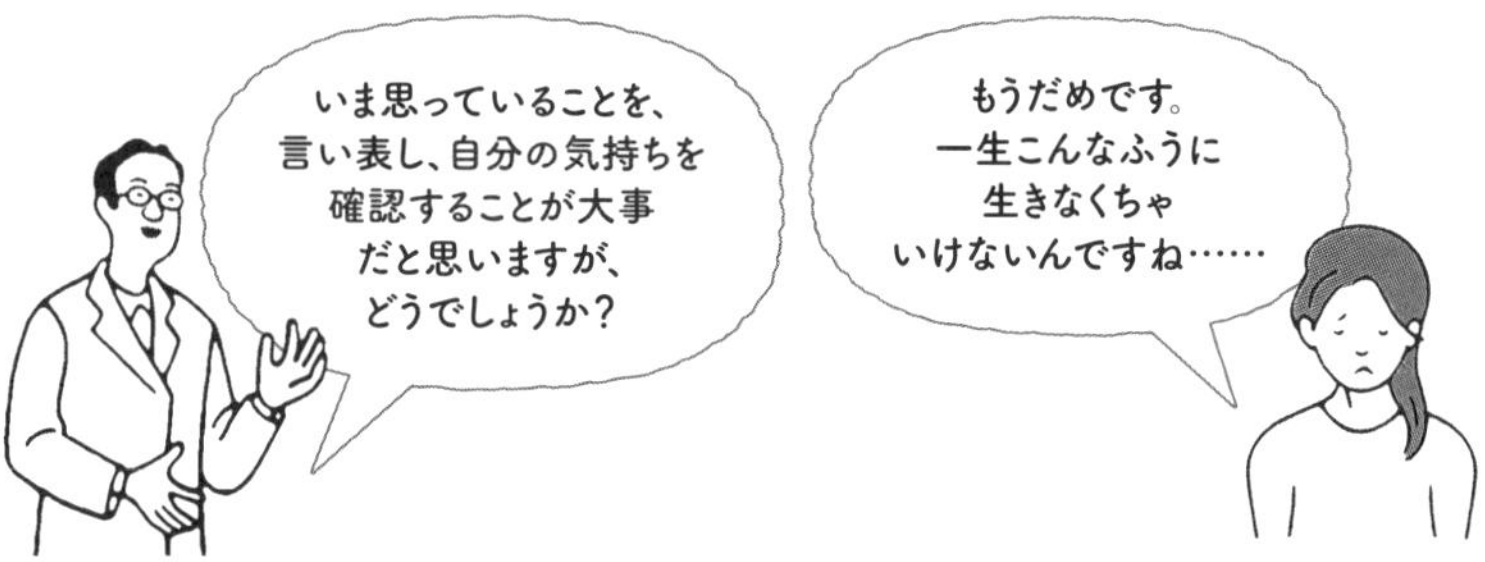
いま思っていることを、言い表し、自分の気持ちを確認することが大事だと思いますが、どうでしょうか？
もうだめです。一生こんなふうに生きなくちゃいけないんですね……

合っていくには、きちんと病気と向き合わなくてはなりません。「健康な自己の喪失」を認めない「否認」から「受容」に進むための「儀式」が必要です。これが「悲哀のプロセス」と呼ばれるものです。

人は、大切な人の死に直面したとき、認めたくない気持ち、絶望的な気持ちを経て、死の悲しみから離れることができます。双極性障害も、「健康な自己」を失う悲しみから離れるために、同様のプロセスが必要です。それによって、躁状態でもうつ状態でもない、安定した状態の自分を、新たな自己として設定することができます。

双極性障害以前、以降で自分の役割が変わった

悲哀を乗り越えるプロセスは、本人のペースに任せます。しっかりと悲しみ切ることがなければ、次のステップに進めないからです。

また、悲哀のプロセスは一度ではありません。出産や転職など人生の節目で「病気であること」を痛感し、そのつど「健康な自己の喪失」という悲哀と向き合うことになります。

健康な自分は失われても、自分が死んだわけではありません。これまでの人生目標がすべて断たれたわけではなく、新たな自分が、新たな視点をもって人生を歩んでいくのだという認識をもつことも大切です。

否定的なできごとから前向きな要素を探す

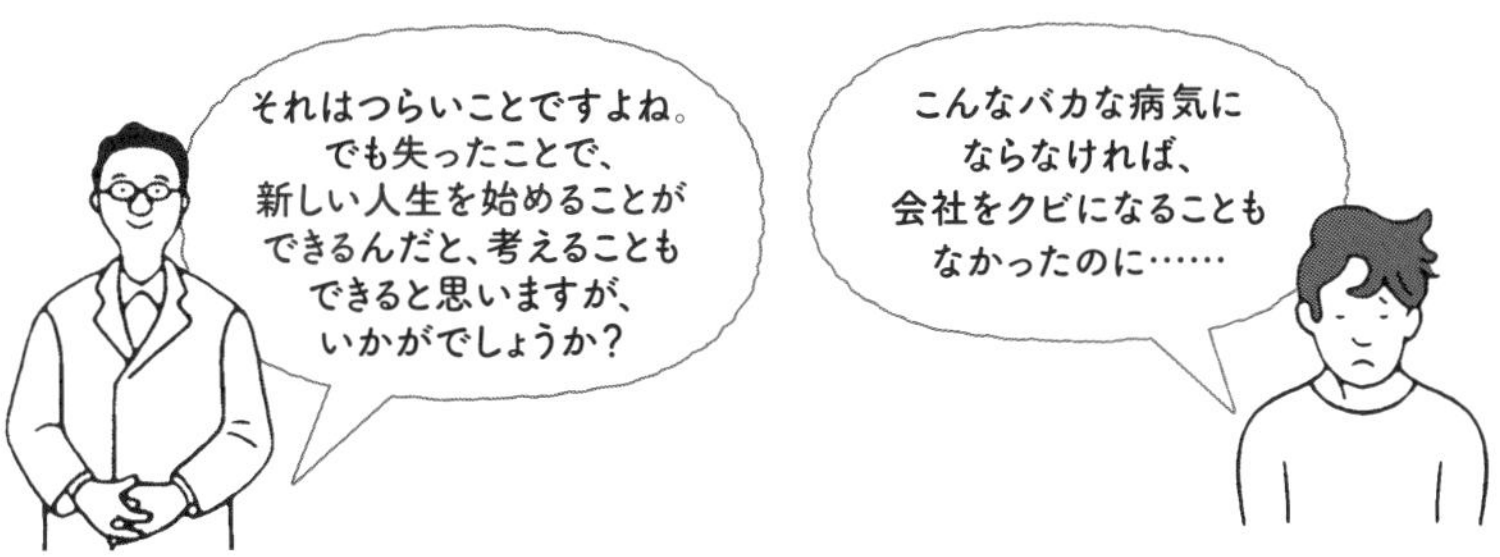
こんなバカな病気に
ならなければ、
会社をクビになることも
なかったのに……
それはつらいことですよね。
でも失ったことで、
新しい人生を始めることが
できるんだと、考えることも
できると思いますが、
いかがでしょうか？

互いの相手への期待と現実のズレを意識する

対人関係の問題は期待とのズレが原因

　対人関係でストレスが生まれる場合、「役割への期待のズレ」が原因だと考えます。誰でも相手になんらかの役割を期待し、それが現実とズレると、いら立ちを覚えるものです。双極性障害では気分の影響もあり、ズレが生じやすいのです。まず自分と相手との役割への期待のズレに注目してみましょう。

Question

わかってもらえなくてつらいのでは？

双極性障害が原因で起きたできごとで、周囲から理解されず、ストレスを抱えていることも。シチュエーションをふり返り、5つの視点（左上）で自分が相手に本当に言いたかったことを探ってみよう。

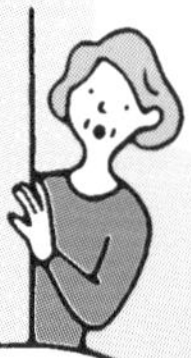

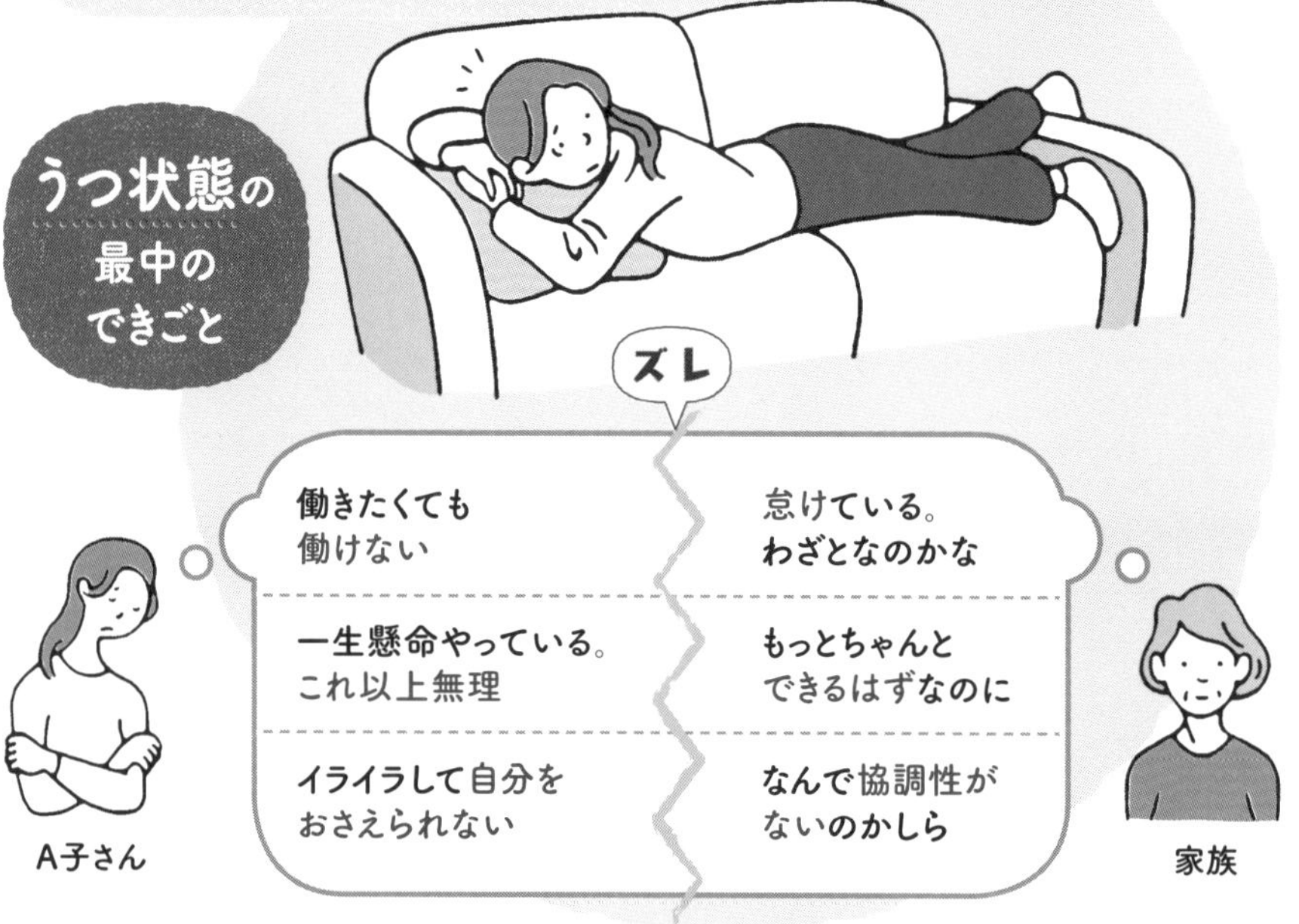
うつ状態の最中のできごと
ズレ
働きたくても働けない
怠けている。わざとなのかな
一生懸命やっている。これ以上無理
もっとちゃんとできるはずなのに
イライラして自分をおさえられない
なんで協調性がないのかしら
A子さん
家族

不一致解消のための5つの視点

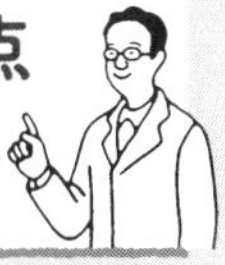

1 役割の妥当性

相手が、あなたに対し、あなたが期待することをしてくれるだけの妥当性があるか。

2 期待の伝達

あなたが「こうしてほしい」と期待している気持ちは、相手にきちんと伝わっているか。

3 役割の可能性

現実には、相手はどういう役割なら、引き受けることができるのか。

4 相手の期待

相手があなたに期待していることは、本当にあなたが想像していることと相違ないか。

5 役割の依頼

もしあなたが相手にお願いしたら、相手は対応を変え、違う役割を担ってくれるか。

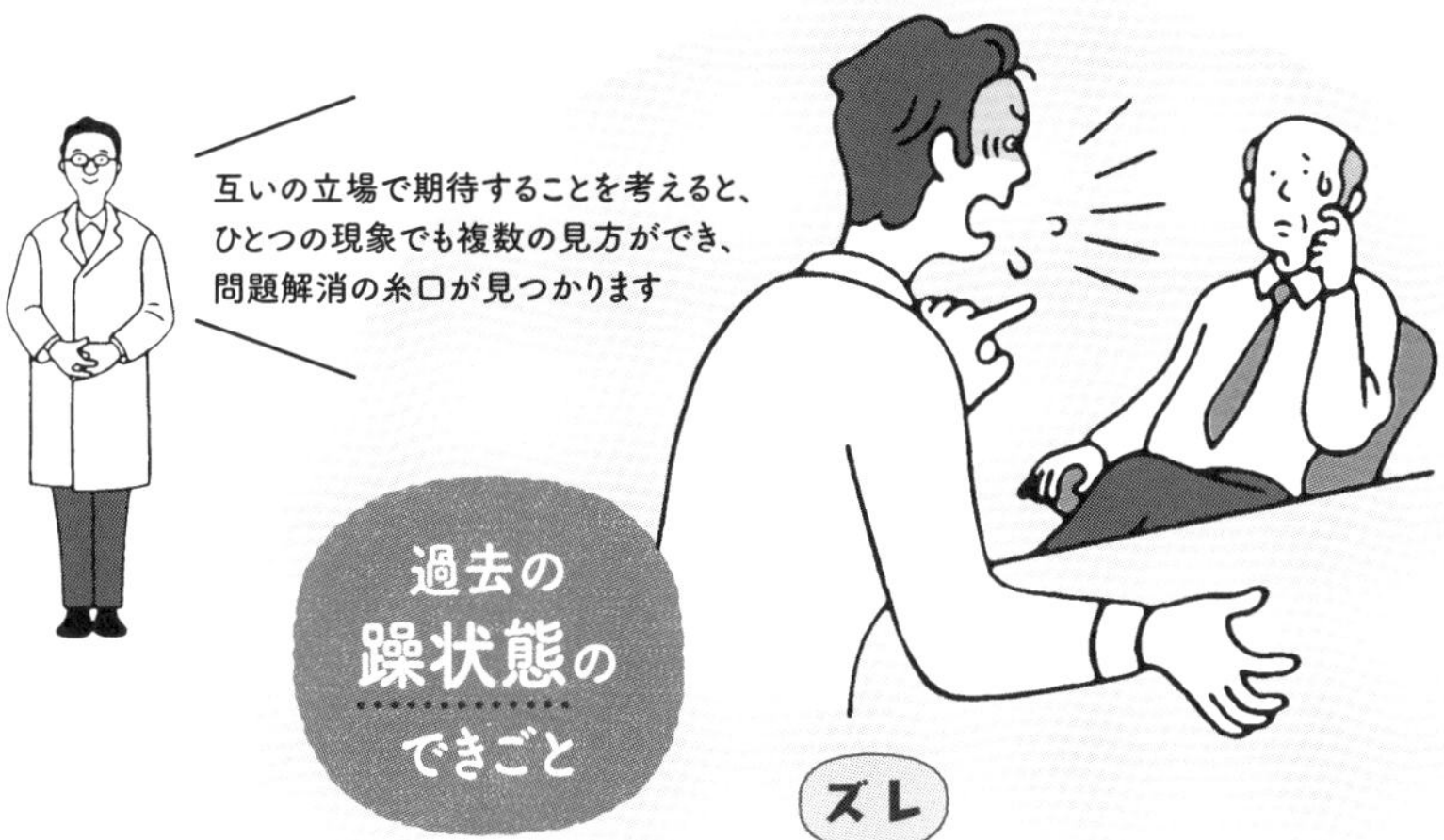
互いの立場で期待することを考えると、
ひとつの現象でも複数の見方ができ、
問題解消の糸口が見つかります

過去の躁状態のできごと

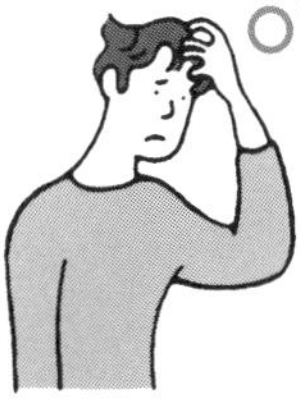
B男さん

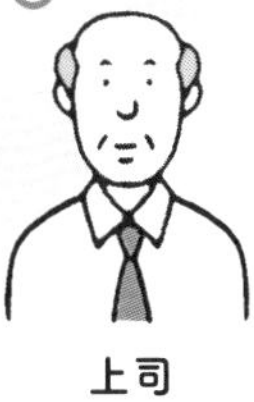
上司

ズレ

B男さん	上司
病気のせいで起こったできごとなのに	人間としてどうかしている
なぜあんなことをしてしまったんだろう	反省する気配もないようだ
関係を断ちたくなかったのに	もう二度と近づくのはよそう

Lesson 7 解説

双極性障害という病から大切な対人関係を守る

人は、相手に「家族」「親友」などの役割を期待し、期待通りにならないとストレスを感じます。また、自分への期待が実際の自分とズレているときにもストレスを感じます。これが、「役割の不一致」です。

自分が本当に言いたかったことはなにかを探る

双極性障害では、とくにこうしたズレが大きくなります。例えば家族に「元気で働くこと」を期待されても、うつ状態では働くことができません。また、「家族のやさしさ」を期待されても、躁状態になるとひどい言葉や暴力で家族を傷つけてしまうことがあります。

後述する「役割の変化」でも、対人関係の小さな不一致は生じますが、その場合には不一致の形も変化します。「役割の不一致」では相撲の「がっぷり四つ」のように、不和のまま動かなくなるのが特徴です。

なかには「相手を傷つけないために別れたほうがいい」と言う人もい

問題の解消

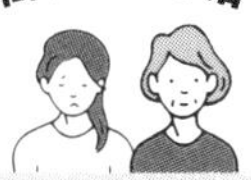

母親と一緒にクリニックへ。うつ状態の重さを理解してもらった

A子さんは、働きたいと思っているのですが、うつがひどくて働けません。ところが、家族には「怠け者」としか映らず、A子さんがイライラするのを見ても、「なんてわがままなの」と、叱るばかり。症状は悪化していきました。そこで主治医は母親に来てもらい、うつ症状と対処法について説明しました。初めて病気の重さを理解した母親は、A子さんの症状を受け入れるようになり、家庭でのストレスは軽減しました。

ますが、それはおすすめできません。病気に対人関係を支配させるのではなく、病気を制御しつつ、人とのつながりを保つことが大事です。

ズレを埋めてストレスを軽減するには、互いに期待する役割と、その妥当性をすり合わせていく必要があります。先にご紹介した「不一致解消のための5つの視点（P73参照）」をひとつずつ確認し、自分が本当に言いたかったことを探り、相手に伝えられているかを考えてみます。

病気と自分をわけ、相手との関係を保つ

とくに家族間では、「こういうことを期待しているのだろう」という思い込みが強く、ズレの原因となります。うつ状態では人と話すのがおっくうになりますが、気分のよいとき、メモを使って簡潔に伝えるなど工夫して、できるかぎりコミュニケーションをとってください。

大切なのは「病気は、本人の責任ではない」と認識し、必要以上に罪悪感をもたないことです。もちろん、家族を傷つけた事実は残りますが、罪の意識が強すぎると、かえってこじれてしまいます。

まず病気を受け入れ、家族に少しでも罪悪感を打ち明けていきましょう。「いつもありがとう。ちゃんと治療にとりくむよ」という言葉を伝えることが、ズレを埋めて大切な関係を守ってくれます。

問題の解消

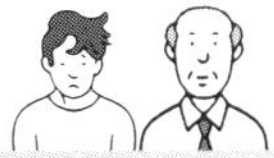

病気によるものだということを本人も理解し、周囲にも勉強してもらった

B男さんは、躁転すると感情を爆発させ、失礼な言動に及ぶので、職場の人間関係が壊れ、会社にも行けなくなりました。その後本人の理解と治療を経て、関係を修復したいと思うのですが、上司の怒りは消えません。そこで家族を通し、人事部から上司に説明してもらったところ、上司は、B男さんの言動が病気によるものだったことを理解してくれました。B男さんはいま、復職に向け前向きに努力しています。

いまなにが起きているのかを冷静に受け止め位置づける

現状認識で不安を払拭できる

失職、転職、異動……社会的役割が変化するときにも、社会リズムが崩れて躁うつが起こりやすくなります。役割に変わったことへの不安はもちろん、それまでの自分や周囲への基本的信頼感を見失うことが大きく影響します。現在の気持ちを確認し、人生における変化の位置づけを行いましょう。

Question

自分が置かれている状況を把握できている？

双極性障害の症状が影響し、失職、離婚したり、また結婚、転職などで自分の役割が変わったことで症状が悪化したりしやすい。いま置かれている状況をしっかり受け止め、不安を払拭する。

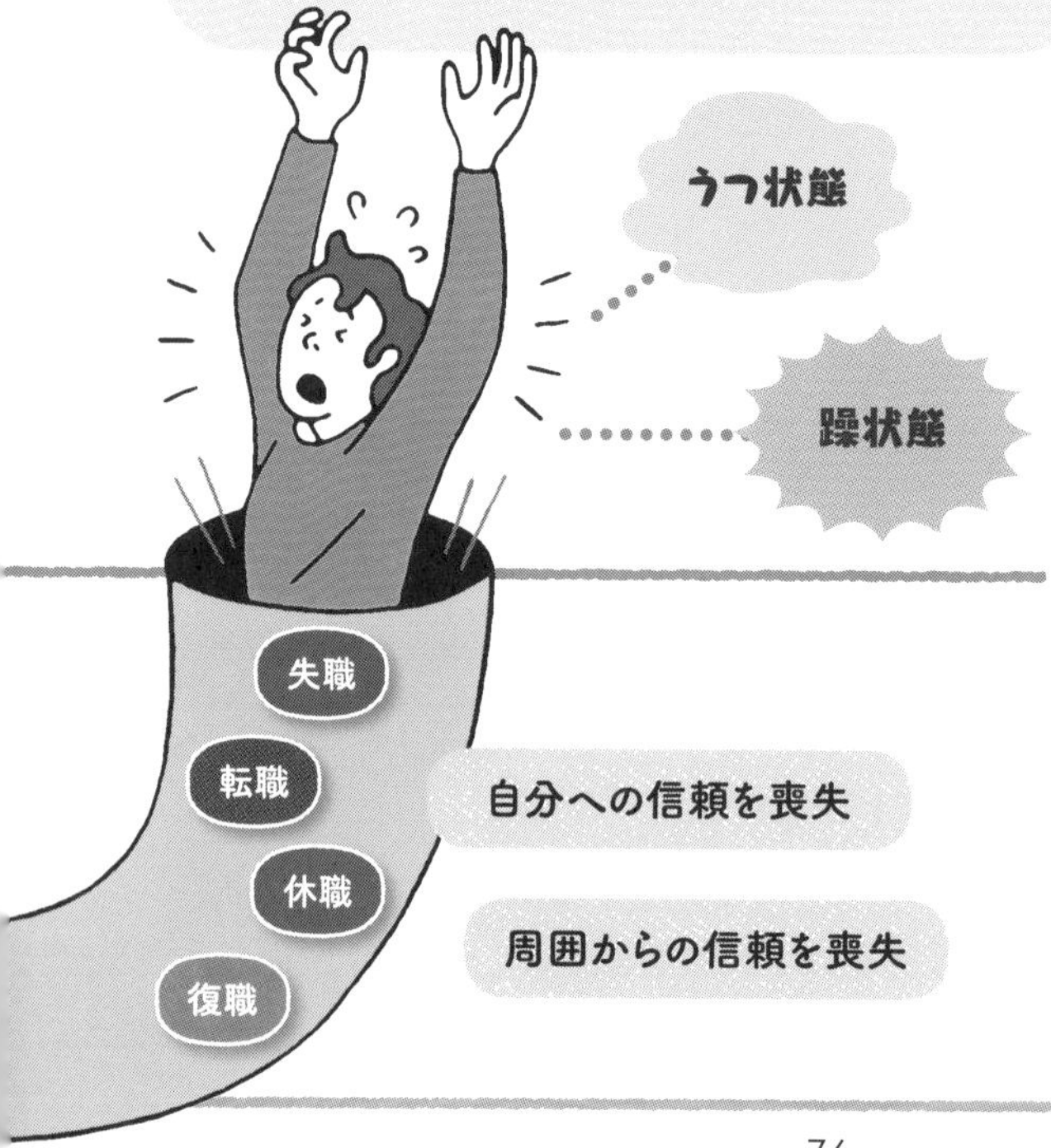

うつ状態
躁状態
失職
転職
休職
復職
自分への信頼を喪失
周囲からの信頼を喪失

〈過去の役割〉

双極性障害の場合、とくに躁状態のときに失職したり、一家離散したりし、それまでの社会的役割を失いやすい。同時に自己信頼や周囲への信頼も喪失。

Step 1

どんな**変化**が起こったのか？

自分にどんな変化が起こったために、いまの役割を担うことになったのか、冷静に考える。

Step 2

いまどんな**気持ち**なのか？

いまどんな気持ちでいるのかを、言葉に表してみる。自分がどうしていきたいのかを考える。

Step 3

気持ちを誰かと**共有**する

不安なのか、つらいのか、どうしたいのか、自分の思いを周囲の人に伝え、理解してもらう。

〈新しい役割〉

役割が変化しても、どんなことが起こったのかをきちんと理解できていないと不安ばかりが募る。状況を整理し、現在の自分の気持ちを確かめる。そのうえで周囲への協力を求める。

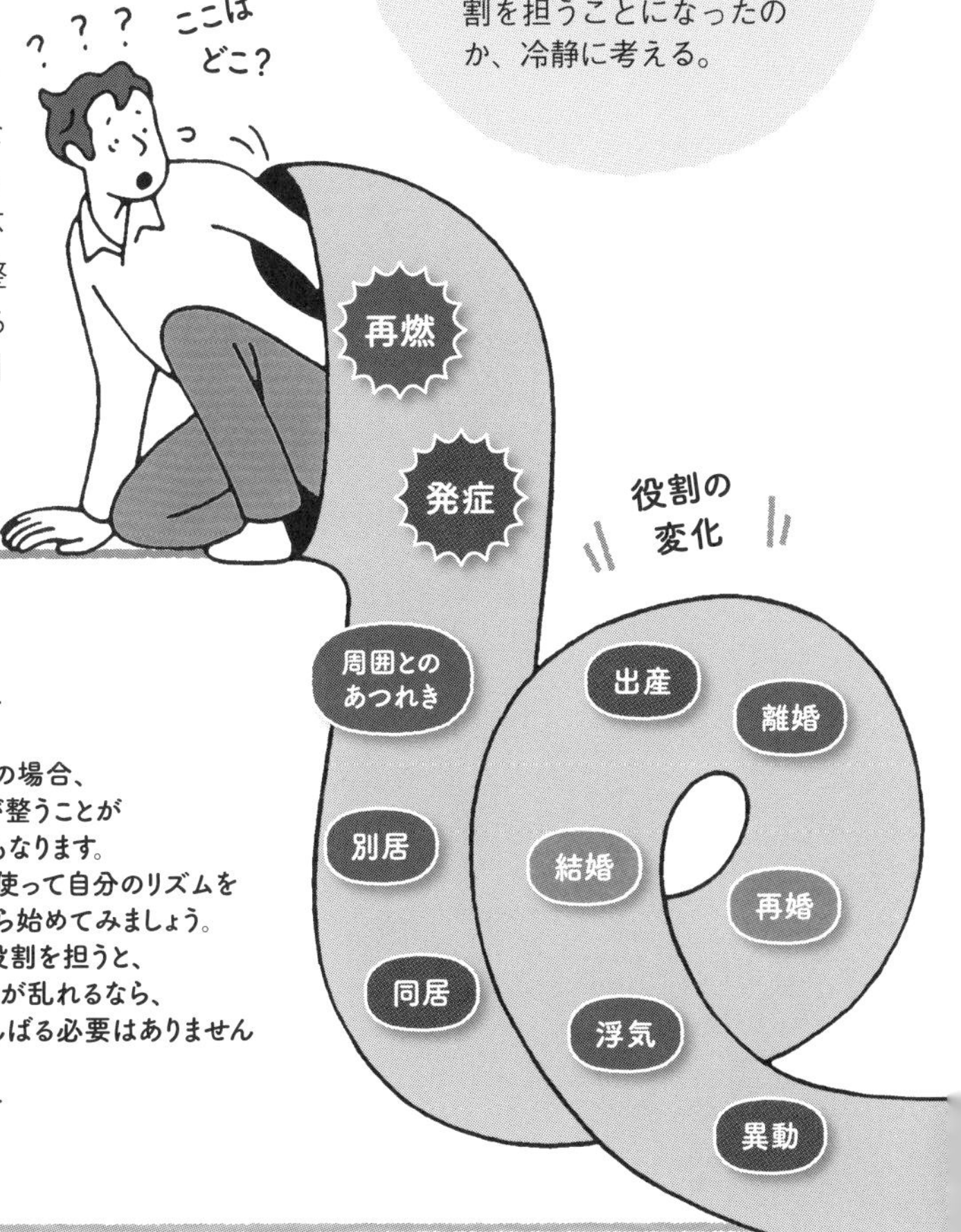

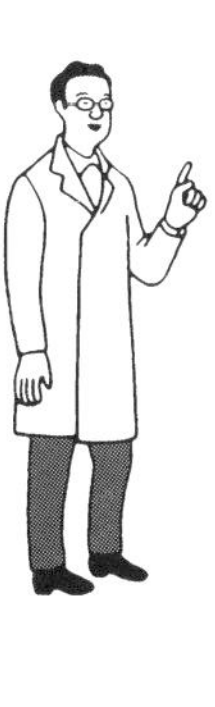

双極性障害の場合、
社会リズムが整うことが
「癒やし」にもなります。
SRMの表を使って自分のリズムを
整えることから始めてみましょう。
逆に新しい役割を担うと、
自分のリズムが乱れるなら、
無理してがんばる必要はありません

Lesson 8 解説

自分の感情を肯定し、周囲に伝えてわかち合う

双極性障害の人が対人関係で多大な不安を感じる大きな要因となるのが、社会的な役割が変化したときです。人は変化に直面すると、自分の人生のなかに新たな役割を位置づけることで乗り越えます。ところが、先行きが見えない、頼る人がいない状況では、いま自分がどんな状況に置かれているのかという位置づけを行えず、適応できなくなります。

身近な人の共感が変化を受け入れる力になる

例えば子どもが生まれると、親としての役割が加わり、夫婦の関係性も変化します。ところがこうした新たな役割の変化を明確に認識できないと、漠然とした不安にとらわれ、人間関係にストレスが生じます。

まず、自分が置かれた場所、役割を理解し、自分の気持ちを見つめ、肯定し、周囲の人と共感することで、不安を払拭できるのです。

しかし双極性障害の人にとって、これは簡単ではありません。なぜな

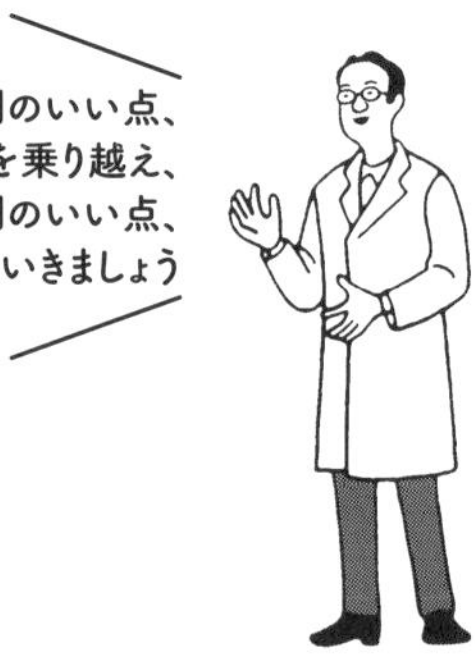
古い役割のいい点、
わるい点を乗り越え、
新しい役割のいい点、
わるい点を考えていきましょう

ら、役割の変化が双極性障害の症状によってもたらされることが多いからです。人間関係が壊れて失職、転職したり、破産したり離婚したりするなどのケースでは、変化を肯定的に捉えることは難しいものです。

とくにこれまでの人間関係を失ってしまうと、孤立（P80参照）の問題にも発展します。変化によってなにが起こっているのか、身近な人や主治医との対話を通して、自分の気持ちを言葉にしてみましょう。

不安なときほど自分の社会リズムを優先させる

また役割の変化は、社会リズムの変化ももたらします。双極性障害の人は、社会リズムが乱れると再燃のリスクが高まるので要注意です。

逆に言えば、変化に遭遇しても、社会リズムを保つことができれば精神が安定します。SRMでリズムの安定をはかり、それが乱れるならば、その役割を引き受けるのはやめてもいいでしょう。

ここでも主治医や身近な人の支えが欠かせません。人に支えられながら安定した社会リズムで生活できれば、「役割の変化」にともなうプロセスも前進させることができるでしょう。

また、躁うつからの回復も、役割の変化をともないます。復職の際は新たな刺激が加わるので、社会リズムの安定化を意識してください。

問題の解消

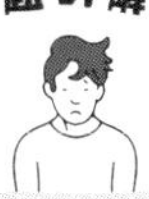

復職に向け、SRMの表で自分のリズムが崩れないように管理

B男さんは復職に向けSRMを記録し、社会リズムの安定化に努めています。また、復職による役割の変化を受け入れるために、①自分の変化を冷静に分析、②気持ちを言葉に表す、③思いを周囲に伝えて理解してもらう、という3ステップを訓練。職場には事情を説明し、社会リズムが安定するよう環境調整も行ってもらいました。仕事モードに心身を慣らすためのリワークプログラムもまもなく終わり、復職する予定です。

なぜ対人関係を断ち、孤立したかをふり返る

孤立は病気の悪化につながる

気分の波が影響し、相手を有能・無能で判断し、気分が上がっているときには、容赦なく相手を否定するような言葉や感情をぶつけることが。人との関係自体が刺激となり、社会リズムが乱れた結果、症状が悪化し、周囲から腫れもの扱いに。人とのつながりをとり戻す努力が必要です。

Question

有能・無能で相手を見ている？

相手を自分より有能か、無能かで選別するため、対人関係がアンバランスに。無能な相手を叱責し、有能な相手には自分から近づいていく。関係を悪化させ、症状も進行し孤立を招く。

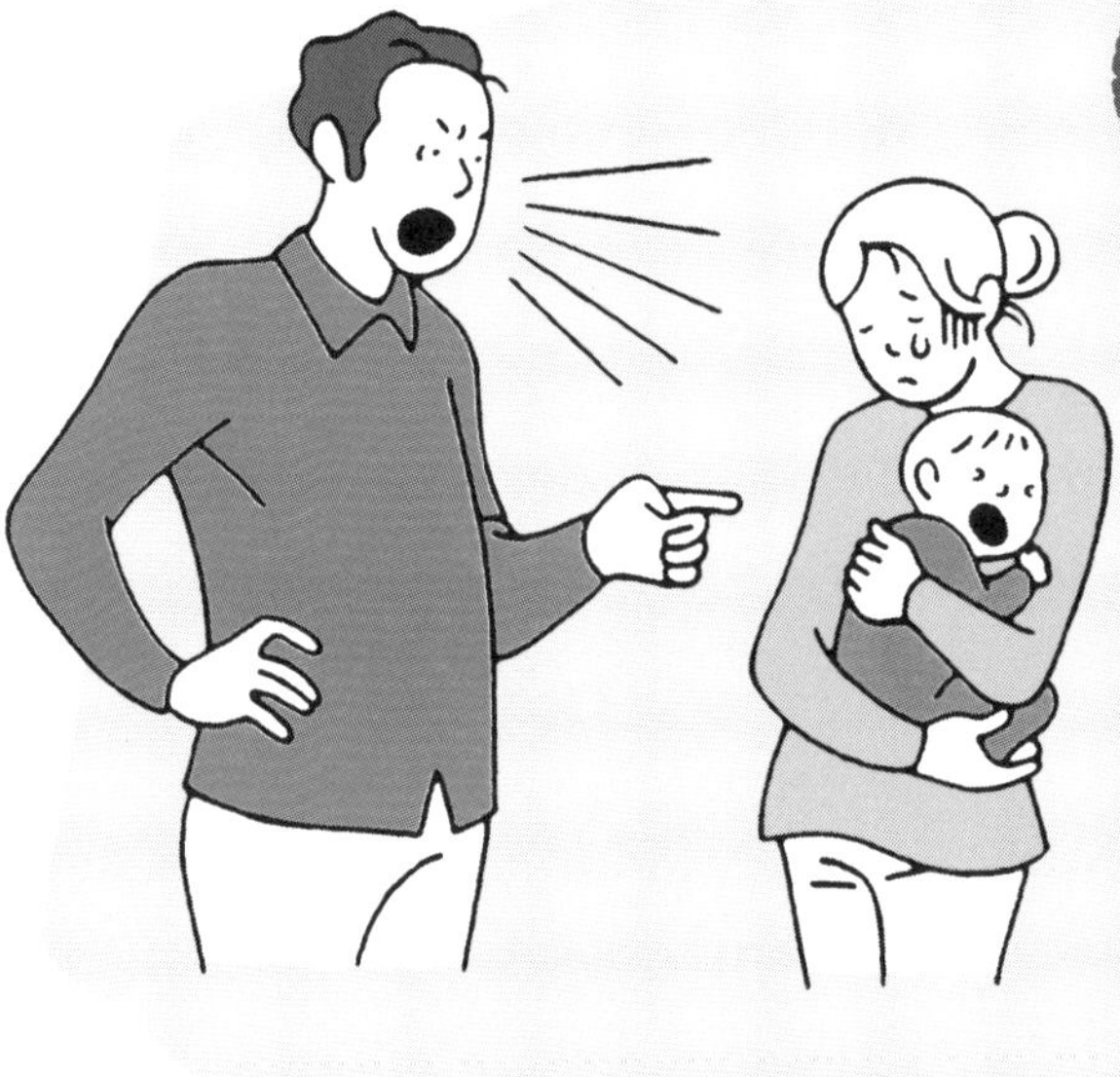

「無能」
だと思う相手には

感情的に叱責する

自分の期待に添わない相手には不満を感じ、正論を並べながらきつく叱ったりしがち。配慮なく感情をぶつけるため、相手もそれを見ていた周囲の人も距離を置くようになる。

腫れもの扱いされる・人が離れていく

相手との関係をとり戻すためのステップ

Step 1

断絶したときのことをふり返る

相手との関係をとり戻すため、互いのあいだに起こったことをふり返り、どの症状が原因だったのかを考える。

Step 2

相手と自分への理解を深める

相手が心に受けた傷を認識し、自分がしてしまったことが症状のために起きたことだと理解する。

Step 3

今後の関係を提案する

相手とのあいだに、どういう関係をつくりたいのか、自分の希望を整理し、誠実に相手にそれを伝える。

「有能」だと思う相手には

理想化し近づいていく

自分のなかで相手を理想化し、自分から積極的に近づいていく。相手から受ける刺激が強すぎて、結果的に自分のリズムを崩し、症状を悪化させてしまう。

社会リズムが崩れる・症状が悪化

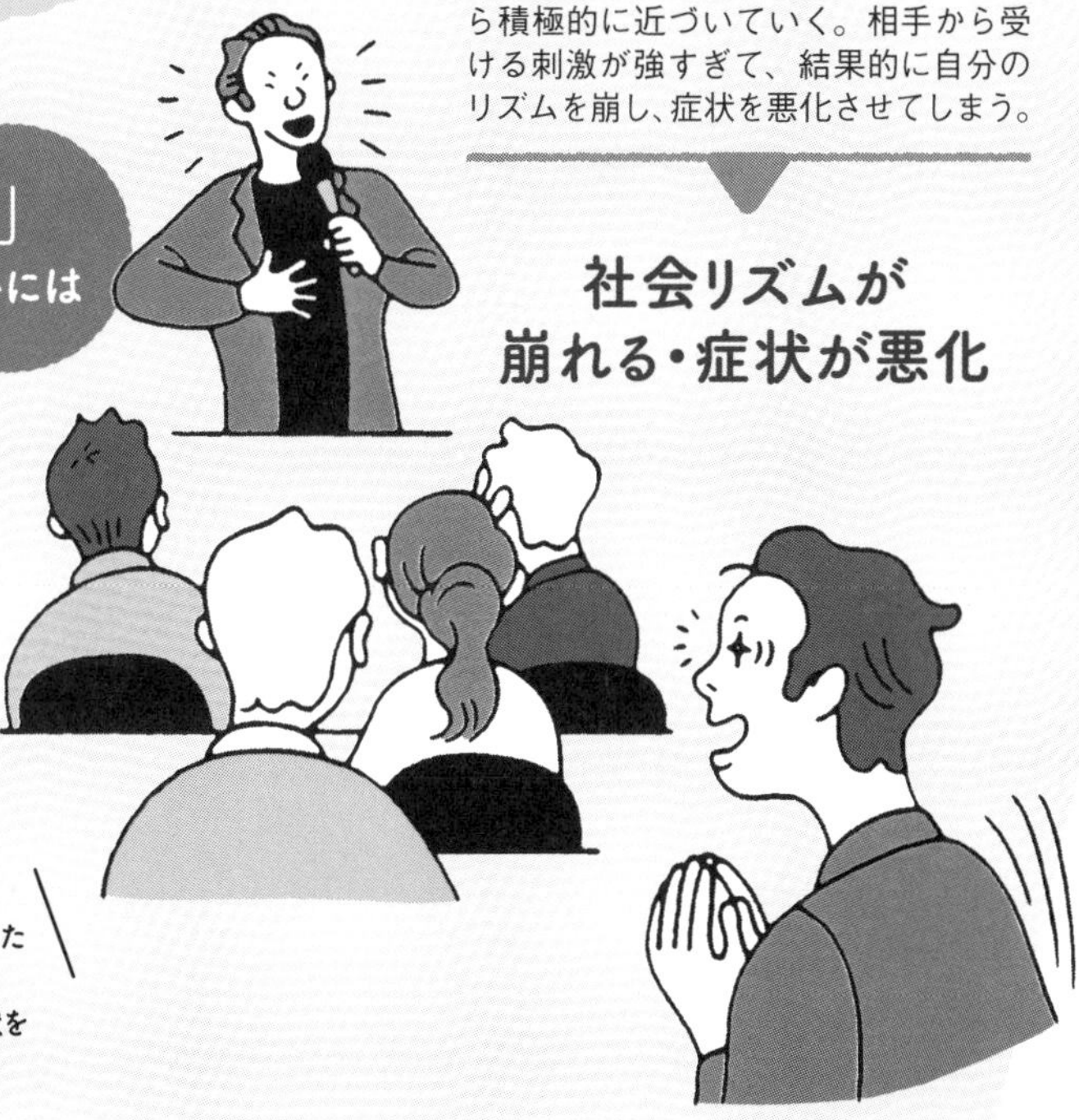

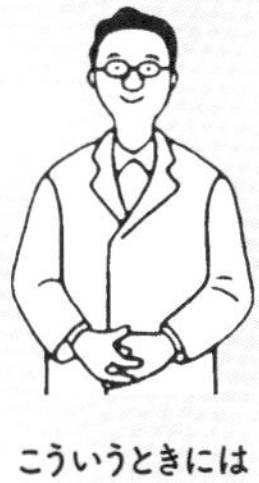

こういうときには「役割の不一致」で紹介した「不一致解消のための5つの視点（P73）」で現状を見直してみましょう！

Lesson 9 解説

誰かに誠実に伝えれば、人間関係をとり戻せる

対人関係では「役割の不一致」「役割の変化」が双極性障害の人にとって大きな問題になります。周囲との関係が悪化し、疎遠になり、双極性障害の人が社会から「孤立」してしまう問題をはらんでいます。

役割の不一致、役割の変化によって孤立する

対人関係療法では、「健康な自己の喪失」を受け入れる第5の問題領域を土台とし、ひとつ（またはふたつ。できればひとつが望ましい）の問題を選び、治療していきます。

双極性障害によって孤独だと感じている人は、互いの期待がズレてしまうことで起こる「役割の不一致」、またはライフイベントなどによってもたらされた「役割の変化」により、周囲との関係が壊れ、孤立してしまうことが多いのです。

そして孤立することが、新たな躁やうつを招くことにつながります。

無能な相手には怒り、理想の相手からは刺激を受けすぎる

双極性障害では、気分の波も影響し、自ら対人関係を断ってしまう傾向があります。気分が上向きのときは、相手の言動に不満を抱き、関係を断ってしまいますし、逆に気分が下降気味のときは、他人と関わることが煩わしくなり、関係を拒絶することがあります。その結果、孤立してしまうのです。

このとき、相手が有能か無能かでつき合うかどうかを決めたりしがちです。無能だと判断すれば、怒りをぶつけたりするため、周囲からも煙たがられ、孤立します。有能だと思い込むと、急速に相手に接近しますが、この場合は刺激を受けすぎて自分のリズムを崩してしまいます。孤立だけを見るのではなく、なぜ孤立に至ったのかを考えてみます。その原因には「役割の不一致」「役割の変化」が隠れているはずです。

相手に期待する役割、相手から期待される役割が妥当なのかを検討し、コミュニケーション方法を見直します。

すでに孤立してしまっているなら、「役割の変化」を参考に、自分の気持ちを誰かに話してみましょう（P78参照）。臨床経験上、とても多くの人が、こうして人間関係を修復・再構築しています。

ADVICE

客観的に見えてきた自分を否定せず、自分の本音に向き合っていこう

治療の中期は実践です。自分をふり返り、人との関わりのなかで、言いたかったことを伝えられたか、どんな点がうまくいかなかったか、などを見直していきます。自己を客観視すると、否定的な感情や罪悪感が生まれるかもしれません。でも、それは「病気のせい」と考え、必要以上に考えないこと。むしろ「病人としての自分」を認識することによって新たな自己を肯定し、病気をコントロールできるようになります。

調子を崩すサインに気づき、対処法を用意する

自分の心の動きを丁寧に観察する

気分が不安定になり、躁転やうつ状態におちいるときには、なにかしら自分のなかにサインが現れるものです。心身が発する警告に早く気づくために、自分自身を観察し、SRMなどに気づいたことを書き出しておきましょう。気分の変化を言葉にできると、落ち着いて構え、対処できるようになります。

Question

「イライラ」を分析できている?

イライラという言葉にしがたい感情から、躁転することも、うつにおちいることもある。イライラの気持ちをていねいに分析すると、どちらの前触れなのかに気づくことができる。

内に向かうイライラ

自己否定の感情があふれてくる。なにをしても全部だめだという全否定の気持ちから逃れられなくなる。

外に向かうイライラ

相手のちょっとした言動に、過敏に反応し、腹立たしく感じ、つい攻撃的な行動をとってしまう。

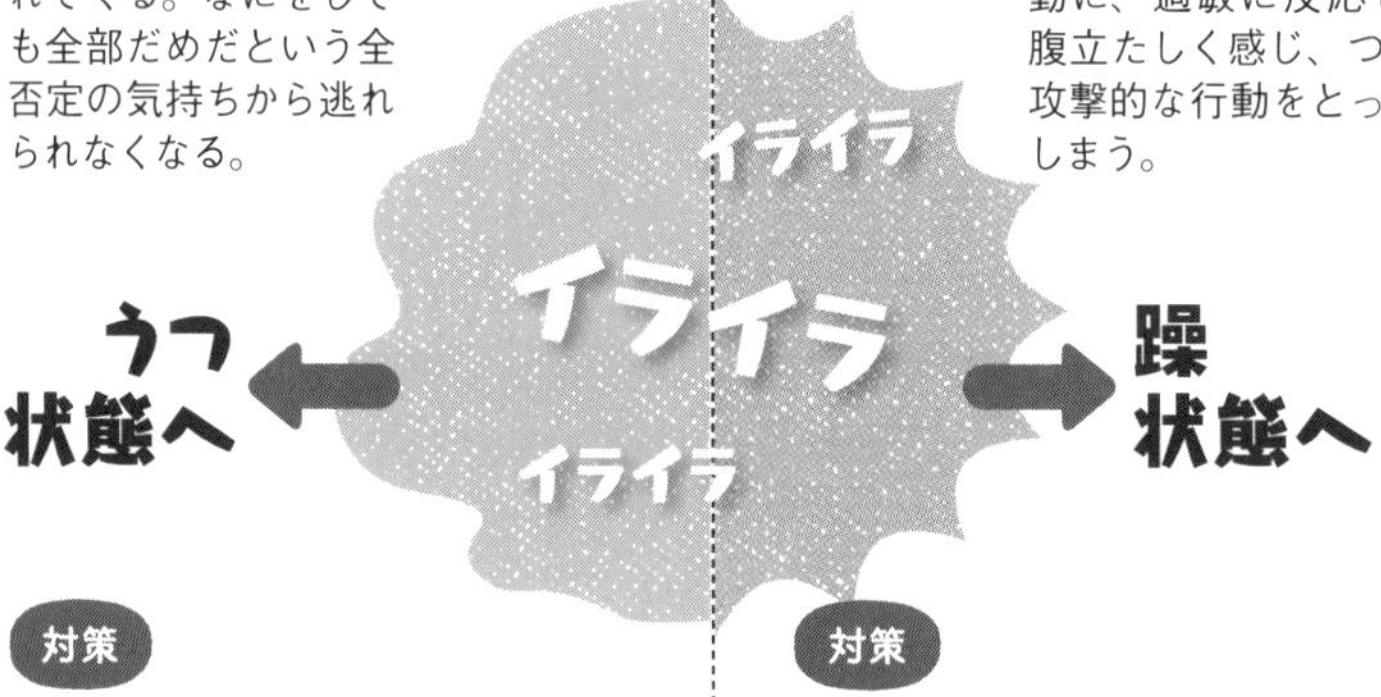
イライラ
イライラ
イライラ
うつ状態へ
躁状態へ

対策

・散歩で、足の動きや呼吸に集中し、歩き続ける

対策

・余計なことはしゃべらないようにする
・イライラの原因から離れる

Question

躁うつに転じるサインがわかっている？

躁転し、うつ状態におちいるサインを書き出し、リスト化する。つねに見返し、意識し、前触れに気づけるように、それぞれについて対策を講じたり、また主治医に伝えられるように内容を共有しておくとよい。

うつ状態に入る前兆リスト

□ **頭痛や便秘、めまい、だるさなどが起こる**

さまざまな自律神経症状が起こる。とくに季節の変わり目などで悪化しがち。

□ **お風呂に入りたくない**

お風呂に入るのがおっくうになる。シャワーだけでもいいからあびるようにする。

□ **自分に対するがっかり感**

自分がなにもできないような気持ちになり、奈落の底に落ちていくような感覚に襲われる。

□ **家事などができなくなる**

段どりが必要な作業、掃除や買い物、料理などが一切できなくなる。

□ **いつも楽しんでいることができなくなる**

ふだんなら好きでやっていたことでも、やりたいという気持ちがわかなくなる。

□ **人工的な音、光が苦手になる**

自然音や太陽光は気にならないが、モーターの音、生活音、話し声、電球の光などを刺激と感じやすくなる。

□ **すでに躁状態に入っている**

躁状態のあとはたいていうつ状態がやってくる。すでに躁状態に入っており、なにか失敗してしまったかも……とドキリとする。

その他 ------------------------------

躁転する前兆リスト

□ **身の丈に合わないことばかり言う**

頭がさえわたり、饒舌になる。身の丈に合わない大言壮語になりやすい。

□ **言葉づかいが荒くなる**

口調が乱暴になり、つい余計なことを言ってしまいがちに。

□ **髪型やSNSのアイコンなどを変えたくなる**

自分の見た目や、自分を投影するもののビジュアルをガラリと変えたくなる。

□ **饒舌になる**

気づくと独演状態に。周囲はなにひとつしゃべっていないことも。

□ **興奮しやすくなる**

ちょっとしたことで興奮しやすい。人と接する時間を減らすなどして注意する。

□ **金づかいが荒くなる**

不必要にお金を使ってしまう。クレジットカードは持たないほうが安全。

□ **予定を入れすぎてしまう**

予定を隙間なく詰めすぎてしまう。手帳で行動を記録し、ひとりになる時間を確保する。

その他 ------------------------------

Lesson⑩ 解説

自分の気分を客観的にはかる指標をつくる

いったん双極性障害の症状から回復し、寛解期に入っても、ぜひ対人関係・社会リズム療法は続けてください。自分の気分の波を、客観的にはかる指標ができ、ちょっとした変化にも気づきやすくなります。

SRMに記すことで、自分の対処法を編み出す

社会リズム療法では、SRMをつけることでその日の活動や対人関係と気分の変化を知ることができます。SRMにメモを加えたりして、日記的につけておくと、より細かい変化に気づけるようになります。とくに天候や季節の変化に影響を受けやすい人は、通年の記録を見返すことが再燃予防の役に立ちます。

対人関係療法では、発症の起点となり、現在も続く対人関係の問題に注目します。自分がとった行動を見つめ、反省し、人間関係を断たずに、安定したやりとりをするための練習をし問題を解決していきます。

例えばこんなきっかけも!

下記のような自分のモードが変わるときの客観的な手がかりをもっておくと、正確にいまの自分の状態を把握できる。

- □特定の音楽を無性に聞きたくなる
- □SNSのアイコン、アカウント名を変更したくなる
- □甘いものやからいものが食べたくなる
- □適度な雑音がほしくてカフェに行きたくなる
- □お酒を飲みたくなる
- □やたらとめまいがする
- □手足が妙に冷える
- □ぬいぐるみや毛布などを触りたくなる

このふたつの療法をくみ合わせることで、自分の症状のパターンを理解できるようになります。強い対人刺激を受けたあと、突然甘いものが欲しくなったり、強いビートの音楽が聴きたくなったりするなど、自分の気分が変化する予兆がわかるようになると生きやすくなるはずです。

静かな環境に身を置き、穏やかな日常を目指す

現代はテレビやインターネットから刺激的な情報があふれ、元気で明るく前向きなことがよいことなのだと思いがちです。軽躁状態の人自身も、周囲も、症状が起こっていることに気がつかないのは、陽的な状態をよしとする世間の価値観も影響しているのでしょう。

気分が上がれば楽しいかもしれません。しかし上がったものはいつか下がります。双極性障害の人は気分の上下で社会リズムが崩れて発症リスクが高まります。上昇でも下降でもない、穏やかな気分を目指すには、意識的に刺激をシャットアウトする必要があります。刺激的な状況から離れ、静かな環境にひとり身を置く時間を設けましょう。感情の揺れを感じたら、深呼吸したり、散歩したりして意図的に身体に集中し、感情をおさえる行動をとることを習慣づけておきます。人との関係を穏やかに保つためにも、自分自身のとり扱い説明書をつくってください。

実際には指導する医師が少ないのが現状

対人関係・社会リズム療法（IPSRT）は治療効果が認められています。しかし日本で行っている精神科医は少ないのが現状です。書籍で学んだだけで実施できるものではなく、習得には訓練や実践、勉強会での症例トレーニングを受ける必要があるためです。

Part3 を参考に、ご自身でとり組み、助けが必要だと感じたら、医師を頼ってください。インターネットで IPSRT について触れている医療機関を探してみましょう。

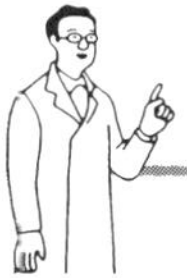

ソーシャル・リズム・メトリック（SRM）表

SRMのやり方（P56）を参考にしましょう。

活動	目標時刻	日		月		火		水		木		金		土	
		時刻	人	時刻	人	時刻	人	時刻	人	時刻	人	時刻	人	時刻	人
❶起床した時刻	:	:		:		:		:		:		:		:	
❷人と初めて接触した時刻	:	:		:		:		:		:		:		:	
❸社会活動を始めた時刻	:	:		:		:		:		:		:		:	
❹夕食をとった時刻	:	:		:		:		:		:		:		:	
❺就寝した時刻	:	:		:		:		:		:		:		:	
気分 -5~+5															

ソーシャル・リズム・メトリックII-5項目 日本語版

巻末付録

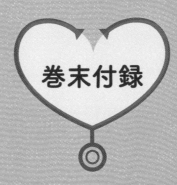

家族・親しい人にわかってほしいこと

接し方を理解し、互いのつらさを乗り越える

ときに家庭が崩壊してしまうほどの
激しい症状が起こることがあります。
しかし、治療には身近な人の
協力が欠かせません。
どうか本人の症状を理解して、
そばで見守ってあげてください

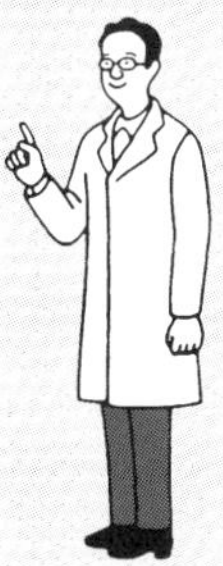

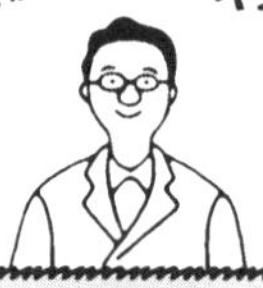

憔悴するのは当たり前。まず病気を理解

うつ状態のとき

だらだらしていてなにを考えているのかわからない！

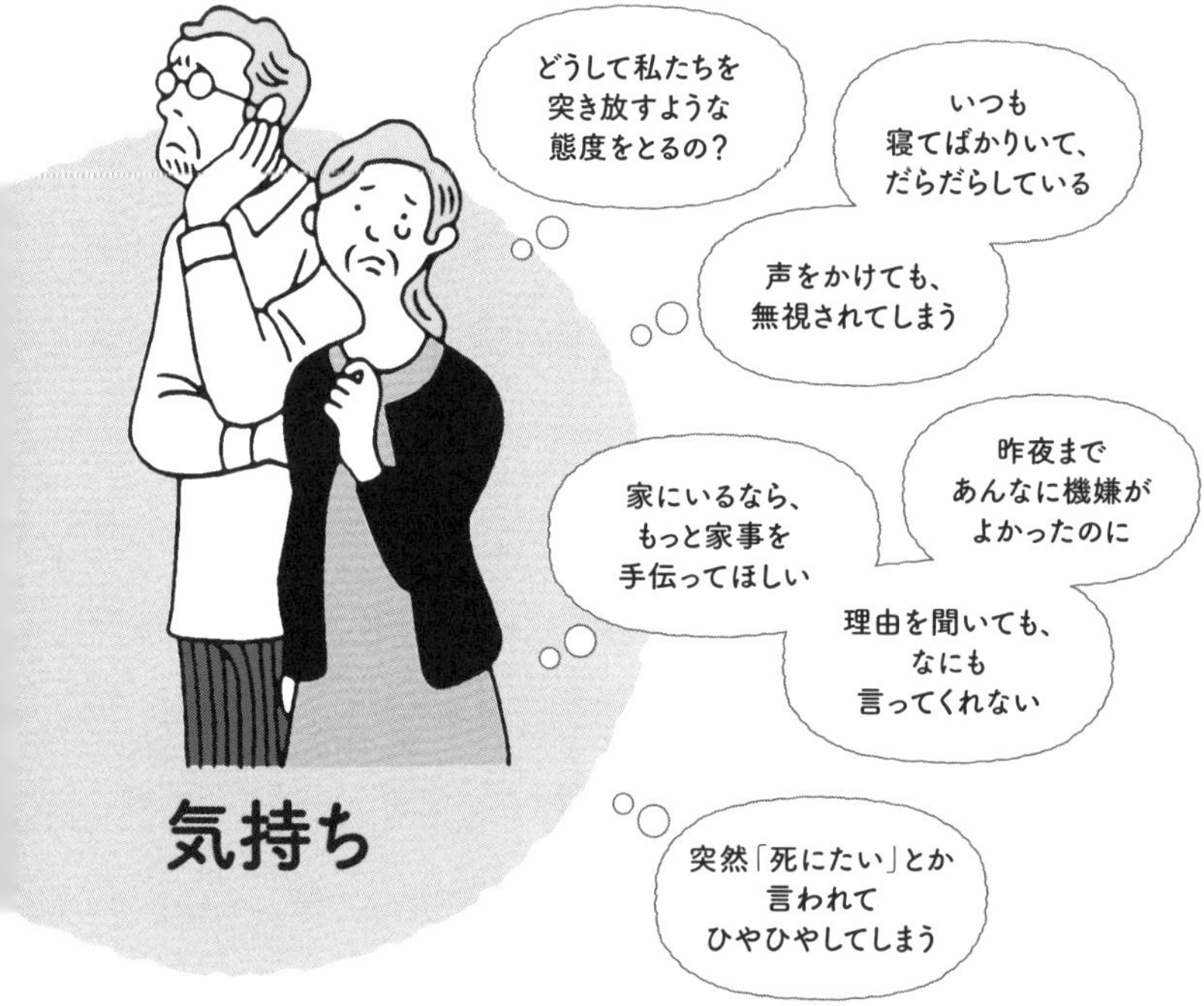
どうして私たちを突き放すような態度をとるの？
いつも寝てばかりいて、だらだらしている
声をかけても、無視されてしまう
昨夜まであんなに機嫌がよかったのに
家にいるなら、もっと家事を手伝ってほしい
理由を聞いても、なにも言ってくれない
突然「死にたい」とか言われてひやひやしてしまう
気持ち

どんな家族でも憔悴するもの

双極性障害は、家族にとってもつらい病気です。Ⅰ型は、躁状態になると行動に歯止めがかからなくなるため、家庭が崩壊しかねません。Ⅱ型はうつ状態が長く続きます。ときおり軽躁が現れ、一見調子がよく見えますが、またうつ状態に戻ってしまいます。双極性障害を知らないと、家族は戸惑い、ふりまわされ、憔《しょう》悴《すい》するばかりでしょう。

けれども、病気ゆえに起こったことで、本人が意図してやっていることではないのです。

治療には、本人が双極性障害を受け入

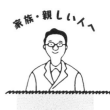

躁状態のとき　財産まで脅かされ、理解不能でついていけない！

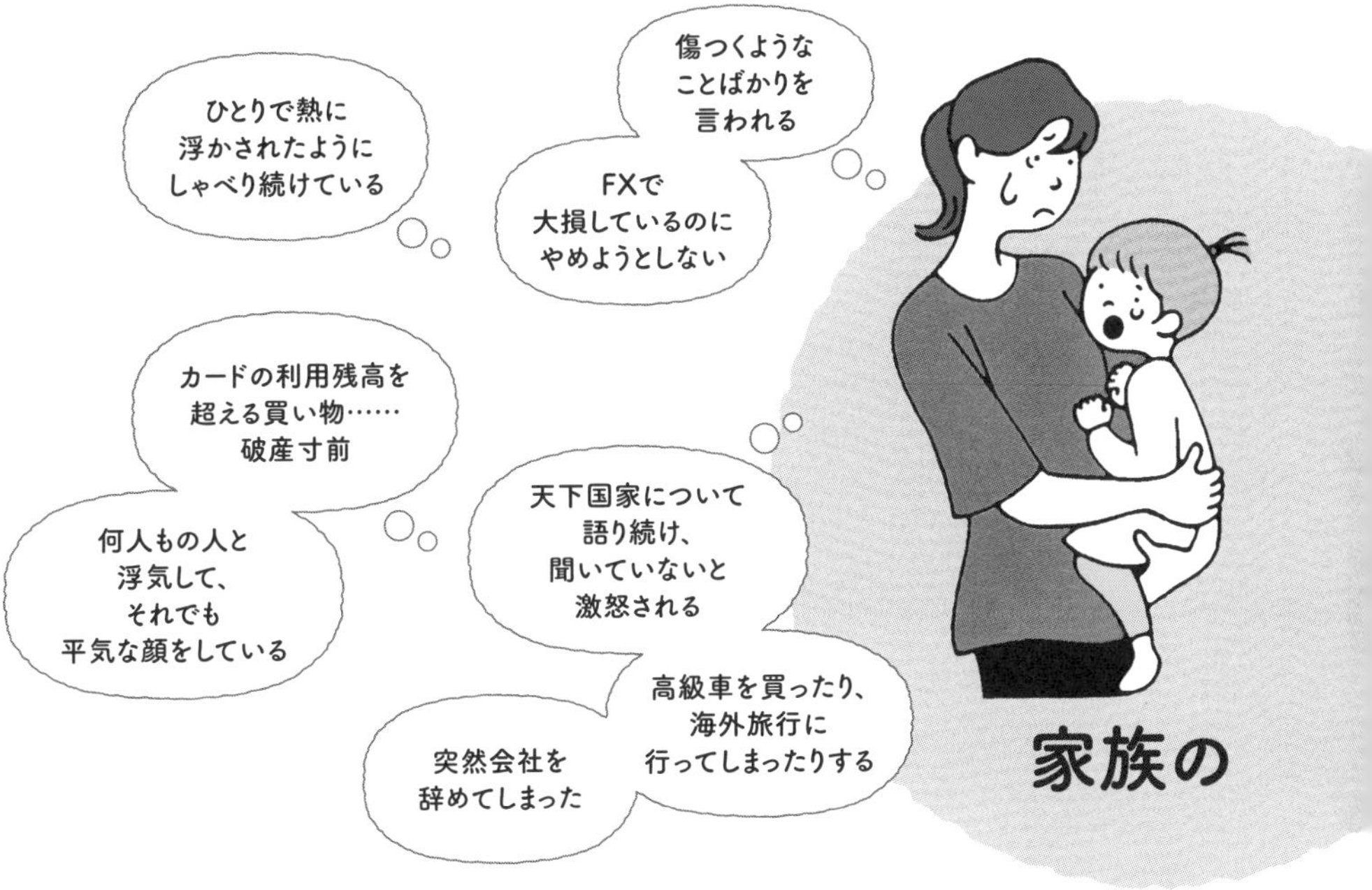
傷つくような
ことばかりを
言われる
ひとりで熱に
浮かされたように
しゃべり続けている
FXで
大損しているのに
やめようとしない
カードの利用残高を
超える買い物……
破産寸前
天下国家について
語り続け、
聞いていないと
激怒される
何人もの人と
浮気して、
それでも
平気な顔をしている
高級車を買ったり、
海外旅行に
行ってしまったりする
突然会社を
辞めてしまった
家族の

れるだけでなく、身近にいる家族の病気への理解と協力が欠かせません。

ただそばにいるだけでもいい

双極性障害は重くなると自殺を試みることがあります。大きな原因のひとつは孤立です。躁うつの影響で対人関係が壊れ、失職、離婚などで社会から放り出されてしまいやすいのです。

家族は最後の砦。気分の波で、家族につらく当たることがあるかもしれません。しかし、それは病気による問題。本人との関係を断ち切らず、症状に隠れている苦悩に寄り添ってください。大事なのは共感です。行動を無理に変えさせようとせず、本人の立場で共感する、そばにいる、それだけで孤独から救われ、病気に向き合う力を得られます。

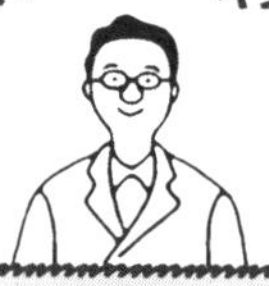
家族・親しい人へ

不用意に干渉せず、主治医を頼って

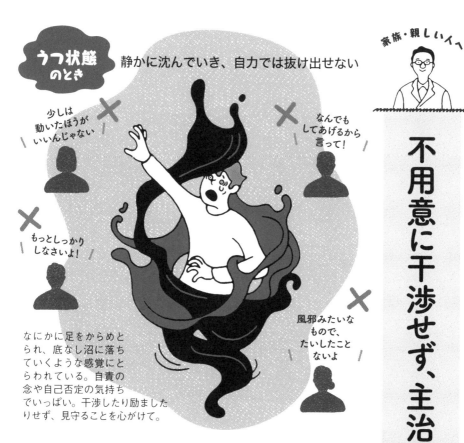

うつ状態のとき 静かに沈んでいき、自力では抜け出せない

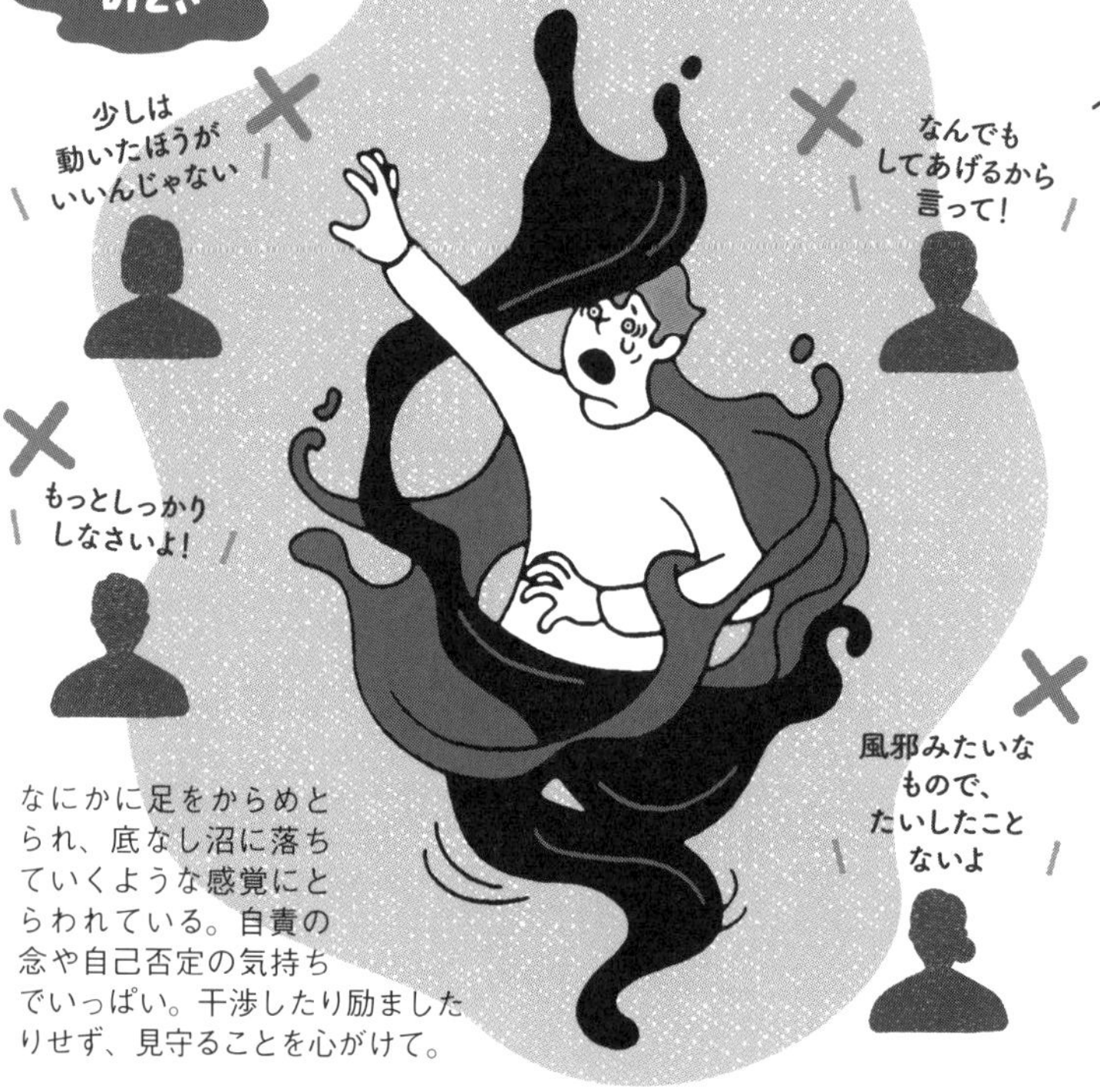
少しは
動いたほうが
いいんじゃない
なんでも
してあげるから
言って！
もっとしっかり
しなさいよ！
風邪みたいな
もので、
たいしたこと
ないよ

なにかに足をからめとられ、底なし沼に落ちていくような感覚にとらわれている。自責の念や自己否定の気持ちでいっぱい。干渉したり励ましたりせず、見守ることを心がけて。

うつ状態では発言に注意

うつ状態では、「がんばって」などの励ましや、「運動でもしたら」「なにかしなさい」などと、変化をうながす言葉は禁物。無理に行動させると症状が悪化することもあります。

Ⅱ型の場合、家庭が崩壊するほど激しい躁は見られません。でも、一睡もせずしゃべり続けるなど「絶好調」になることが。うつが治ったように見えても、新たな別の病相だと、家族も本人も気づけるようにならないといけません。

Ⅰ型では、躁転に要注意。ときに言動が暴力的になることがあります。ＤＶや

躁状態のとき　光に包まれたような万能感でいっぱいになる

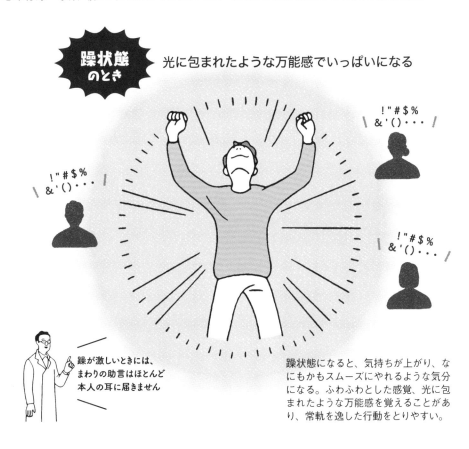

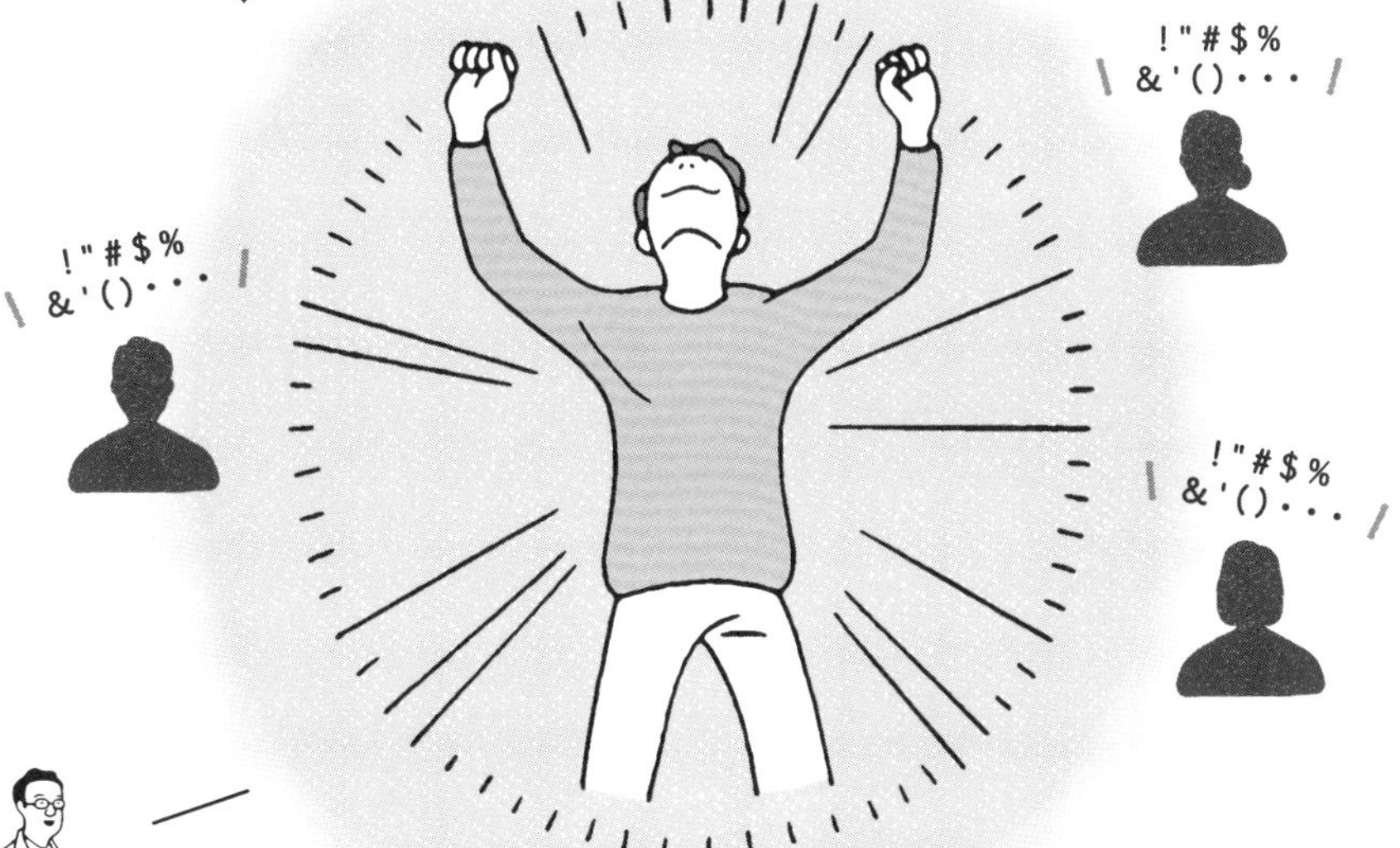
!"#$%
&'()・・・
!"#$%
&'()・・・
!"#$%
&'()・・・

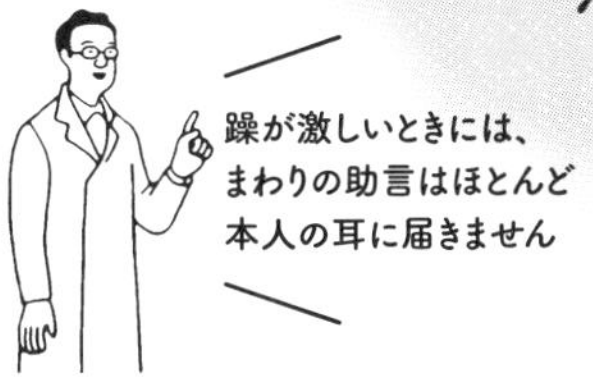
躁が激しいときには、
まわりの助言はほとんど
本人の耳に届きません

躁状態になると、気持ちが上がり、なにもかもスムーズにやれるような気分になる。ふわふわとした感覚、光に包まれたような万能感を覚えることがあり、常軌を逸した行動をとりやすい。

ハラスメント的な行為を我慢し続けていると、家族がうつ状態になったり、命を落とすような事故につながったりする恐れも。そんなときは、悪化する前に入院措置を検討する必要があります。

薬の管理を一緒に行う

双極性障害の治療では、社会リズムを安定させることが欠かせません。リズムの安定をひとりではかるのは難しいため、起床や食事、睡眠などが一定の時刻になるように、ぜひ家族も協力してください。できればSRMの記入（P56参照）も、一緒に行うといいでしょう。

また、勝手に服薬を止めないように、毎日の服薬を確認したり、副作用で躁転などを起こしていないか観察したりして、家族も薬の管理を行うと安心です。

家族・親しい人へ

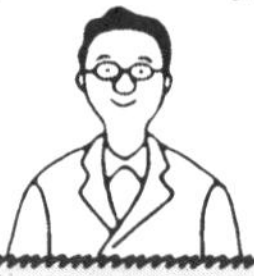

決して見捨てず、家族会などに参加

死にたい気持ちは受け止める

双極性障害で、家族がもっとも気をつけなければならないのは、自殺です。

自殺をほのめかすような言動が見られたら本人からのSOSだと受け止めてください。そのとき家族は、「死なないでほしい」という気持ちを本人に伝えます。なかには、家族との関係がうまくいかずに自殺企図に至る人も。この場合、家族と距離を置くように入院措置をとることがあります。

双極性障害はうつ病より自殺を実行に移す可能性が高いため、刃物やロープなど危険なものを目につくところに置かな

いつもと違う行動に注意

自殺を企てているときには以下のような行動が見られる。

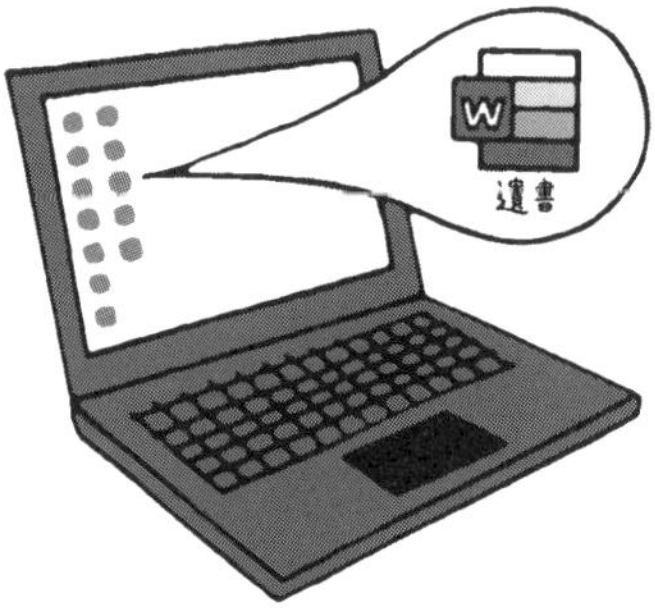

□身辺整理を行う

部屋を片づけ、いらないものを捨てたり、大切なものを人にあげたりする。

□ささいな事故を頻繁に起こす

交通事故やけがなど、比較的軽いものを頻繁に起こすようになる。

□遺書を書いている

遺書を書き、机の引き出し、パソコンのデスクトップ上などわかりやすい場所に用意する。

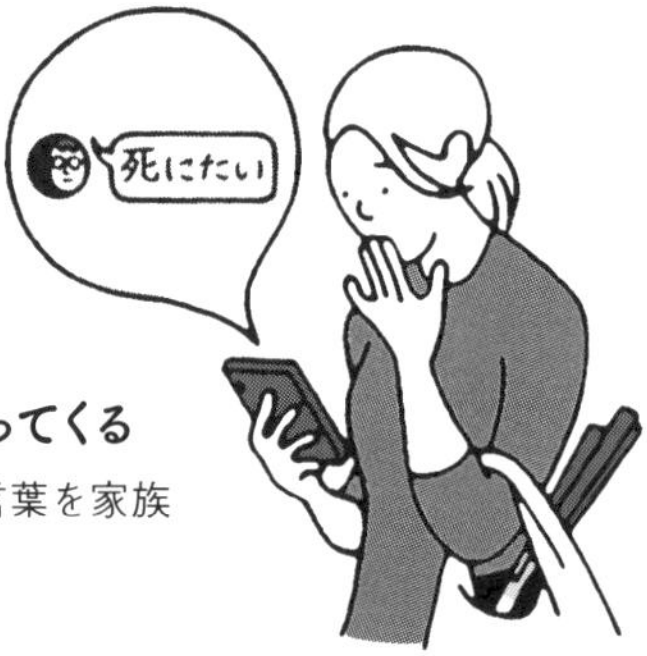

□死にたいと言ってくる

「死にたい」という言葉を家族に漏らすようになる。

家族会に参加してみよう！

ノーチラス会（日本双極性障害団体連合会）は、双極性障害の当事者、家族、医療関係者、福祉関係者、マスコミなどが会員となって組織するNPO法人で、当事者の集いや家族会、レクリレーション事業、会誌発行、無料電話相談などを行っている。
電話相談は非会員でも利用することができ、臨床心理士、産業カウンセラー、ピアカウンセラーなどが対応。

◆NPO法人ノーチラス会

URL
http://bipolar-disorder.or.jp/

双極性障害(そううつ病)
無料電話心理カウンセリング

専用ダイヤル：03-6429-8037

＊最新情報はウェブサイトを確認

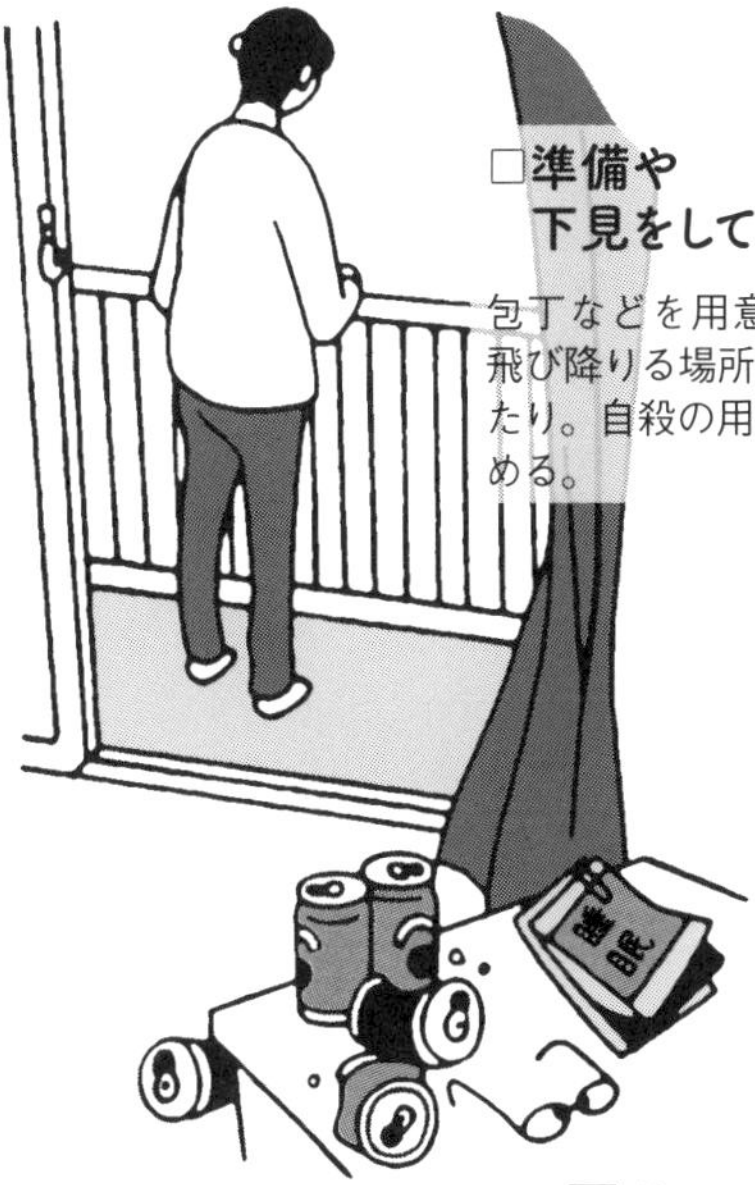

□準備や下見をしている

包丁などを用意したり、飛び降りる場所をのぞいたり。自殺の用意をし始める。

□深酒をしている

飲めないのに、大量のアルコールを摂取し、酔っぱらうことが多い。

□薬をため込む

睡眠導入剤などを服用せずため込むようになる。

いようにします。睡眠導入剤などをため込んだりしていないかも注意します。

第三者の力を借りて

治療に家族の助けは重要ですが、家族だけでケアするには限界があります。主治医を頼るほか、家族会（上記コラム参照）に参加したりして第三者の支援を受けましょう。

激しい躁状態で、家族が追い詰められているなら、入院措置を考えます。

本人が受診を拒むときは、保健所の精神保健担当窓口で相談を。保健師やケースワーカー、嘱託の精神科医が応えてくれます。地域によっては自宅まで担当者が訪問してくれます。病状や、ライフスタイルによっては訪問看護の利用も可能です（P42参照）。

坂本 誠（さかもと・まこと）

精神科医。医学博士。メンタルクリニックエルデ院長。精神保健指定医。1985年聖マリアンナ医科大学医学部卒業。同大学精神科にて研修、丹沢病院（神奈川県）の医局長、1993年から神奈川病院の医長を経て、2007年メンタルクリニックエルデ院長就任。対人関係療法に関しては、国際対人関係療法学会(isIPT)、ドイツ対人関係療法学会(DGIPT)、対人関係療法研究会に所属。国際対人関係療法学会ならびにドイツ神経精神学会にて発表。ドイツ フライブルク大学にて対人関係療法ワークショップに参加。対人関係療法研究会 ワークショップに参加中。おもな著書に『トラウマセラピー・ケースブック』共著（星和書店）がある。

●メンタルクリニックエルデ　神奈川県川崎市中原区小杉町3-428-6 小杉山協ビル3F
電話　044-738-1120（完全予約制）
URL　http://www.mental-erde.com/

［参考資料］

『対人関係療法でなおす双極性障害　躁うつ病への対人関係・社会リズム療法』水島広子著（創元社）

『臨床家のための対人関係療法入門ガイド』水島広子著（創元社）

『双極性障害の対人関係社会リズム療法 臨床家とクライアントのための実践ガイド』
エレン・フランク著、阿部又一郎　大賀健太郎　監修・翻訳、霜山孝子　翻訳

『双極性障害［第2版］』加藤忠史著（ちくま新書）

『双極性障がい（躁うつ病）と共に生きる 病と上手につき合い幸せで楽しい人生をおくるコツ』加藤伸輔著（星和書店）

「対人関係療法研究会」双極性障害における対人関係リズム療法　水島広子医師及び岡 敬医師の説明

「通常臨床における対人関係:社会リズム療法のエッセンス−IPTの視点からIPSRTを考える」
岡敬著（精神科 第31巻第5号（2017年発行））

「双極性障害の疾患教育と対人関係・社会リズム療法」水島広子著（「精神神経学雑誌」第113巻9号2011年発行）

「双極性障害（躁うつ病）とつきあうために」（日本うつ病学会）
URL https://www.secretariat.ne.jp/jsmd/gakkai/shiryo/data/bd_kaisetsu_20180727.pdf

心のお医者さんに聞いてみよう
対人関係《たいじんかんけい》・社会《しゃかい》リズム療法《りょうほう》でラクになる「双極性障害《そうきょくせいしょうがい》」の本《ほん》
治療の基本と自分でできる対処法

2020年 8 月 31 日　初版発行

監修者……坂本《さかもと》 誠《まこと》
発行者……大和謙二
発行所……株式会社大和出版
東京都文京区音羽1-26-11　〒112-0013
電話　営業部03-5978-8121 ／編集部03-5978-8131
http://www.daiwashuppan.com
印刷所……信毎書籍印刷株式会社
製本所……ナショナル製本協同組合

ISBN978-4-8047-6354-5